正視威脅,別讓**毒**駭到你

KNOW THE TRUTH
ABOUT TOXIN

家庭
必備

認識毒物的真相

積極避毒、減毒,降低全家人健康風險

國立臺灣大學農業化學系教授
農藥暨環境毒物研究室主持人 顏瑞泓 —— 著

掌握正確資訊，守護全家人健康

費雯綺

　　食品來源性疾病在全球各地疫情頻傳，導致各國在食品安全和品質要求方面不斷地出現爭端，形成國際食品貿易的障礙。在國內亦屢傳有農產品農藥殘留、戴奧辛、重金屬汙染等，以及三聚氰胺、毒澱粉、瘦肉精、餿水油及飼料油等等食品衛生安全事件。而對於殘留農藥的農產品或是有檢出添加物的食品，媒體或消費者團體動輒以「毒菜」、「毒水果」或是「有毒食品」等稱之，造成民眾對農產品或食品的品質產生疑慮，不但影響到消費的行為，亦造成社會恐慌及經濟損失。

　　面對此一消費者普遍關切的問題，主管機關應積極建立公開、透明、合理的標示制度，提供消費者適當且正確的食品資訊，包括食品本身的內容、成分、營養價值、添加物、產地、原料來源、製造／保存日期，以及業者自願取得的各種品質或安全認驗證標章等，使消費者能依據這些資訊做出安心正確的消費選擇。

　　此外，為使消費者免於受到不實食品包裝、標示、廣告及銷售行為的欺騙或隱瞞，主管機關也須採取相關管制措施，讓消費者易於做出正確的消費選擇，也讓生產者有責任且有意願提供安全又優質的食品給消費者選購。

　　進一步，主管機關亦應建立具公信力的食品安全風險溝通系統，確保社會大眾對於食品安全知的權利，以及對於政府

所提供之食品安全資訊的信任，降低消費者對食品安全事件過度擔心，並避免因錯誤或偏頗的食安危機訊息，導致社會大眾過度恐慌而耗費社會成本；再透過家庭、學校與社會教育提供消費者正確的食品安全知識，包括食物在家中要如何儲藏、處理利用、烹調等相關飲食資訊，以避免發生居家食品衛生危害事件。如此一來，透過風險溝通機制建立起公信力，消費大眾也就比較不容易受到不實食品安全資訊的誤導了。

本書作者顏瑞泓教授以其本身在農藥、化學物方面的專業，透過日常所觀察到的各種案例及事件，以及近年執行相關計畫、參與農藥殘留訂定與有毒物質管理會議的經驗，結合多方所搜集的資料，從比較科學且正面的角度撰寫了這本具科普內涵的保健書，分析其威脅的來源、生成及對人體健康的可能影響，並對如何預防、避開威脅提出專家建議，幫助消費者從小我做起，進而保護全家人的健康。

本書鎖定關心食安、環境問題及重視身體保健的讀者而撰寫，淺顯易懂，資料涵蓋範圍廣泛而齊整，掌握了消費者生活所經常接觸的飲食及環境物質，告知對所謂的「毒」應有認識，以及如何積極避毒、減毒。為了降低全家人健康風險，本書乃每一家庭所應必備之書籍。

（本文作者為行政院農業委員會農業藥物試驗所所長）

3

因「毒」憂慮，為「毒」愁？

顏瑞泓

　　「毒」人人都怕，所以常被用來形容可怕的人，所以會形容人是「無毒不丈夫」或是「最毒婦人心」。而壞人下毒、主角中毒更是電影或是電視劇中高潮迭起的重要橋段。武俠小說、偵探故事、福爾摩斯、亞森羅蘋一直到漫畫卡通的柯南，「毒」是經常出現的情節。於是「毒」令人痛苦萬分，會致人死命這個印象深植人心。

　　雖然每個人對「毒」這個字並不陌生，但對什麼東西「毒」或「不毒」卻很模糊。由於科技進步，為了增進生活品質，許多改變生活方式的物品被應用到我們的日常活動中。而這些物品的應用，雖帶來了方便，卻也為民眾帶來了疑慮。

　　以食品添加物為例，有些添加是為了讓食品有利於保存而使用，但人們卻對添加的東西非常擔心。再以日常生活中，最常被冠上「毒蔬菜」、「毒水果」有農藥殘留的農產品為例，農民為了保護作物免於病蟲害的危害，而使用藥劑做植物保護；但也因為這些藥劑具有殺昆蟲、病菌或雜草的明顯效果，而讓農業上使用的藥劑都是毒藥的觀念深植人心，一發現有農藥殘留的蔬菜就動輒以毒菜來稱呼。

　　然而會讓民眾驚慌失措的，不僅是這些可能被我們吃進去肚子裡的東西，媒體的報導中經常可見：塑膠容器有塑化

劑；洗衣劑加殺蟲劑；不鏽鋼含重金屬；免洗筷子有漂白；木材釋放甲醛……於是我們生活的周遭環境看來似乎處處是危機，隨手可及盡皆有毒。如果日子真的要這樣擔心害怕的過下去，將會是何等的痛苦。

現代的社會資訊流通非常快速而簡便，想要知道事情的真相，網路上一查，馬上就有各式各樣的解釋。但是，許多不正確的資訊也同樣很容易藉由網路迅速散布。當民眾看到某些化學成分或是有毒物質又出現在我們生活的環境周遭時，就會開始回想自己是不是有買過那些產品，有沒有吃過那個食物，會不會受到危害，如果再上網找到一些錯誤的資訊或是誇大的解讀，就使得恐懼加大，於是開始時時刻刻為吃的、穿的、用的東西是不是有毒而憂慮。

因此，這本書的內容並不是要告訴大家什麼東西會讓您中毒，中毒後會有什麼徵狀，或是要如何解毒。而是要從認識「毒」的意義切入，再分析日常生活中可能的接觸來源，進而從法規的規定、業者的做法、消費者的因應等方向去認識與了解這些可能的風險，經由讓自己可以識毒、知毒，進而能做到避毒、減毒。未來遇到相關的資訊時，就不會再不明就裡，產生無謂的恐慌，而能做到設法積極的了解與面對。

當然，生活在現在這個環境中，再怎麼避、再怎麼閃，還是可能會接觸到這些危害物，而書的內容不會有絕對不接觸到這些危害物的方法或祕訣。也就是再密的蛋還是有縫，金鐘罩鐵布衫還是有罩門，所以再好的方法也會有疏漏，不能百分之百的保護您。只希望至少能做到讓讀者在看過書後，不再有「問世間『毒』是何物，直教人擔心不已」的感嘆。

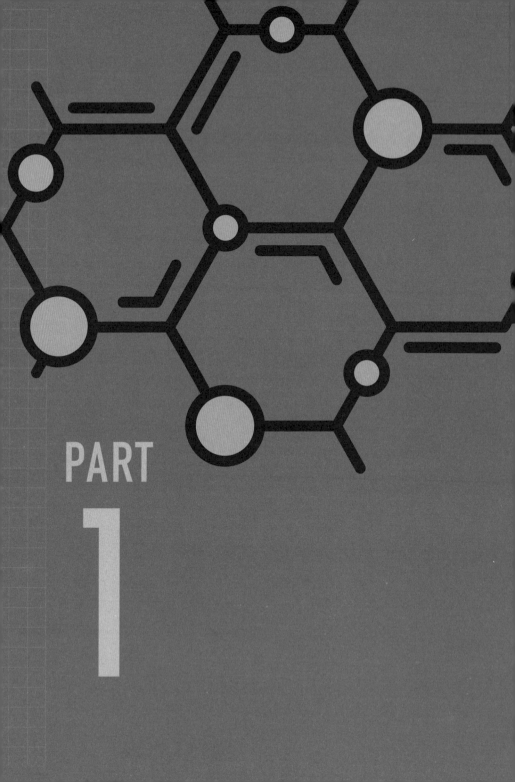

PART

1

問世間毒是何物？
直教人擔心不已

　　毒，到底是什麼？武俠小說裡的唐門是用毒高手，好像不被下毒就不會中毒，何必杞人憂天。而現代社會中，有些人則是明明沒有事情，卻被謠言嚇得以為自己中毒已深，而恐懼中毒。但事實上，毒存在我們生活的空間中，只要我們了解「毒是何物」，就能趨吉避凶，避免因毒而傷害身體；也能判斷傳言真假，不再聞毒色變。

化學物質總是毒的迷思

現代社會中大家常將化學物質視為有毒，但這個說法是因為不了解化學而產生的。

一般人常講，這個產品是「化學的」，那個產品是「天然的」，只把產品簡單分成兩種。似乎以為天然產生的東西就不是化學物質所構成，所以去做這樣的區隔，但不管是天然或是不天然（人工合成），這些都是由化學物質所組成的，這些化學物質可能是元素，例如呼吸的氧氣、生活用品中的鐵、每個人都愛不釋手的黃金、價值連城的鑽石；也可能是化合物，如燒菜用的鹽、口渴時喝的水，這些元素及化合物組合成了各式各樣的物質，因此無論天然來源或是人工合成製造出來的東西，都是「化學的」物質。

所以比較合適的分類應該是：

這個產品是由天然來源取得。

或

這是由人工的方式合成、製造、調整後得到的產品。

而人們會想要區隔天然或是人工合成，其實是有著「天然來源的產品是安全的」、「人工合成的產品比較不安全」，甚至是「有毒的」這樣的刻板印象。由於這個概念深植人心，商品廣告上就常見標榜天然的或是無化學、無人工添加等等做為標示或廣告。但是這種天然來源就安全，而人工製造就不安全的說法，並不完全正確。

要打破「天然即無毒」這個錯誤的印象，並對「毒」有正確的了解，首先要先釐清什麼是「毒性」。

1. 認識毒性

對於毒性最有名的一句話，就是毒理學之父帕拉賽瑟斯（Paracelsus，1493 ～ 1541）的名言：「所有化學物質都有毒，世界上沒有不毒的化學物質，依使用劑量的多少，區分其為毒物或藥物。」

※毒性──劑量決定毒性

簡單的講，就是在每門與毒理學相關的課上都會講的一句話：「劑量決定毒性」。判斷一樣物品有沒有毒，要經由接受多少「劑量」來決定。因此，任何化學物質都可以劑量低到無毒害，也可以劑量高到有毒。所以，單獨提到化學物很難定義是「有毒的」或「無毒的」或「安全的」。

但目前一般大眾提到「那東西有毒」的意思，多半只是認知此物質劑量極低就能致命，或是容易使人發生中毒徵狀。因此，對「有毒化學物」的認知需要從下列兩點開始：

第一點，人可接受的劑量是多少？

人可以經由食入、皮膚或眼睛的接觸、吸入甚或注射的方式接受多少的劑量，而不會出現中毒徵狀，就可以視為人可接受的劑量。但這個可接受的劑量要怎麼知道呢？總不能拿人來做實驗吧！所以這個劑量是用動物來做試驗得到的結果。

第二點，化學物的含量？

所有化學物質都有危害性，沒有完全安全、無

毒的化學物質，正確的使用化學物，才是決定化學物質安全或是無害的關鍵。而日常生活中接觸的種種物品，內含多少的化學物，這些化學物進入人體的量又有多少，也是決定化學物是否有危害性的主要關鍵。

所以，當我們聽到某個產品中有個物質被傳出有毒時，不要先恐慌，而是同時去看人體可以接受的劑量有多少，這物質在物品中佔多少含量，才能確認是否真的對身體有害。例如：新聞報導說某項農產品被驗出有某化學物的殘留，就要先看驗出的量是多少（幾個 ppm）？是否有訂限量標準？這個化學物的毒性是多少（LD_{50}, ADI）？這個農產品我們有沒有常吃？有沒有吃很多？等幾個因子綜合來判斷是否可能會有危害。

無毒農業的重點

近年來經常看到有「無毒農業」的說法，或是有「無毒農產品」在市場上販賣。無毒農業作業流程，除了符合有機農業規範，更強調生產管理及檢驗驗證，目的是生產出健康、安全、無汙染的農漁畜產品。但是從毒理學的角度來看，這些農產品並不能代表「無毒」，因此「無毒農業」的著眼點應該是致力於在推動農產品不噴農藥、不施化學肥料、不含抗生素的做法，而不是強調產品無毒。

※毒性──時間決定是否造成危害

知道化學物的劑量決定毒性後，就要先了解所謂的毒性有的是短時間快速的衝擊，也有可能是長期的影響，所以時間也是一個化學物是否造成危害最重要的因素。因此，一個化學物質對於生物體的影響，在短時間內就造成傷害，就是化學物的急毒性（Acute Toxicity）；若是經由長時間接觸才會造成傷害，就是屬於慢毒性（Chronic Toxicity）。

急毒性是一般人最常用來判斷一個化學物質是否有毒性的重要依據，**通常在問某個東西有沒有毒的時候，期待的答案其實就是有沒有「急毒性」；**而「慢毒性」則是以實驗動物長期重複給與特定化學物質，對實驗動物所引起的危害性反應。

慢毒性與急毒性反應完全不同，慢毒性的發生可能是化學物質長期累積到高劑量後引發毒性反應，或者是化學物質長期反覆刺激造成傷害。這種慢毒性數據資料，是科學家對化學物質進行安全性評估，制定化學物在各類日常生活中人們會接觸或是食用的產品上化學物質容許量標準的重要依據。

● 急毒性

所謂的急毒性，是指在一定的劑量下的化學藥劑在短時間內（通常在 24 ～ 48 小時內）對生物體所產生的致毒害效應。一般容易被生物體所吸收之化學物質，在比較高的劑量下，所產生的立即而具

危害的毒性反應。

急毒性的大小，一般以「半數致死劑量（Lethal dosage 50%, LD$_{50}$）」或者是「半數致死濃度（Lethal concentration 50%, LC$_{50}$）」來說明化學物質的急毒性。半數致死劑量或半數致死濃度，是指動物實驗中，使用化學物質能使百分之五十實驗動物族群發生死亡時所需要之劑量或濃度。通常對水生物毒理研究及生物呼吸道吸入毒理研究，以半數致死濃度替代半數致死劑量來表示該化學物的急毒性。

以我們日常最熟悉的鹽跟最有名的毒物氰化鉀來比較。

鹽的 LD$_{50}$：大鼠口服 3000 毫克／公斤體重（3000 mg/Kg bw）

意思是以「鹽」餵食實驗用大鼠，每公斤體重餵牠們吃 3000 毫克，這群大鼠有一半會死掉。

氰化鉀的 LD$_{50}$：大鼠口服 5 毫克／公斤體重（5 mg/Kg bw）

意思是以「氰化鉀」餵食實驗用大鼠，每公斤體重只要餵牠們吃 5 毫克，這群大鼠就有一半會死掉。

所以 LD$_{50}$ 值愈大表示要吃愈多才會發生致死。也就是化學物的 LD$_{50}$ 值愈大，毒性愈小；LD$_{50}$ 愈低，就表示這個化學物質的急毒性愈大，短期接觸的危險性愈大。

● 慢毒性

慢性毒的影響與危害情形有很多種，包括導致腫瘤、生育能力受損、畸胎、遺傳因子突變或其他慢性疾病等，不像急毒性的試驗可以用危害生命當成指標。所以，在了解一個化學物質是否具有慢毒性時，可以用「**未觀察到危害性的最高劑量（No observed adverse effect level, NOAEL）**」，做為參考。

NOAEL 是以動物為試驗對象，以化學物質對試驗動物進行長期餵食後沒有觀察到任何危害現象的劑量，而觀察的危害情形包括慢性疾病、致變異性、致腫瘤性、致畸胎性等等。因此這個劑量是表示，試驗動物終其一生每天取食這個化學物質不會有危害發生的劑量。

這個無危害的劑量值愈高，表示能容許每日取食這個化學物質的量愈多，此劑量值是對試驗動物而言無危害發生，但為避免動物對化學物的耐受性比人要大的風險，這個對試驗動物無危害的劑量要應用為對人無危害的劑量時，需要再加上安全的考量，所以應用在人的時候，會加上安全係數，這個係數一般用 100。

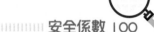

安全係數 100

$100=10 \times 10$，其中一個 10 是代表動物與人不同物種間對化學物耐受性的差異，另外一個 10 則為人與人相同物種，但不同個體間對化學物耐受的差異，所以對於人無害的劑量為動物的百分之一。

假設：

對試驗動物無危害的劑量是 5 毫克／每公斤體重／天

就是指實驗動物每公斤體重每天吃 5 毫克的化學物，吃一輩子都沒有危害現象發生。

應用於人，無危害的劑量就是 0.05 毫克／每公斤體重／天

表示人每公斤體重每天吃 0.05 毫克的化學物質，

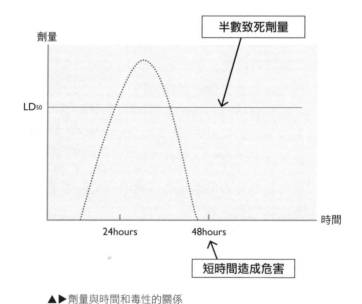

短間高劑量暴露可能引起急毒性危害

半數致死劑量

短時間造成危害

▲▶劑量與時間和毒性的關係

吃一輩子都沒有危害現象發生。也就是說，以體重60公斤的成人計算，每天吃到3毫克是不會有危害的。

因此，由NOAEL值除以安全係數，即是表示每公斤體重的人每日容許攝入該化學物的劑量，稱為「每日容許攝入量（Acceptable daily intake, ADI[1]）」。

---

1 Acceptable Daily Intake（ADI）= amount that can be ingested daily over a lifetime without appreciable health risk（WHO 1987）.

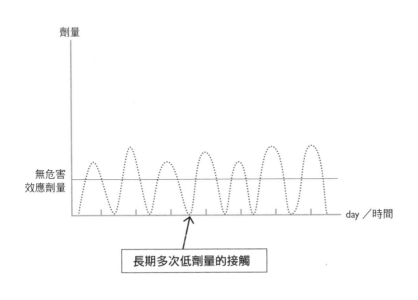

長期多次低劑量暴露可能引起慢毒性危害

劑量

無危害效應劑量

day ／時間

長期多次低劑量的接觸

2. 認識化學物質的危險性

化學物質毒性是由劑量來決定。那麼化學物質的危險性，則由下列兩個因子決定。（請參考右頁圖示說明）

第一項：化學物造成危害的大小，也就是毒性的大小，包括急毒性、慢毒性。

第二項：暴露在化學物的機會，經由食入、接觸（皮膚、眼睛）、吸入或是注射等方式的暴露。

* * *

以最廣為人知且毒性很強的「氰化物」為例，氰化物 LD_{50} 大約在 $1 \sim 10$ mg/Kg bw，所以是毒性極大的化學物質，但是低劑量的暴露，危害性卻是可以接受的。因此很多種植物雖然都含有會釋放氰化物的成分，卻都成為我們日常食用的食物，例如樹薯，或是用來治病的中藥材苦杏仁（北杏）。

樹薯是許多非洲國家人民的主食，「新鮮的樹薯塊根」含微量且有毒性的氰化氫（HCN），「樹薯粉」則是將樹薯經過浸水、脫汁、壓榨、加熱和乾燥等加工過程後，去除氰化物，抽取出澱粉，因此市售樹薯粉不會對人體產生危害。至於苦杏仁也是含有氰化物成分，電視劇《後宮甄嬛傳》中有一幕皇帝的妃子吃了苦杏仁後死亡，這種苦杏仁與我們用來做西點或當零食的杏仁果是不同的，含氰化物的苦杏仁不可自行隨意取食。

化學物的危險性大小，由化學物的毒性大小，與暴露量（接受劑量）的大小來決定。

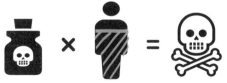

化學物的毒性　　暴露量　　化學物的危險性

同樣暴露量，化學物的毒性愈大，危險性就愈大。

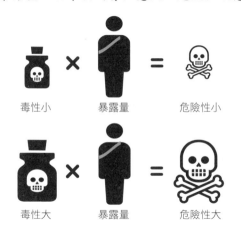

毒性小　　暴露量　　危險性小

毒性大　　暴露量　　危險性大

毒性很小甚至沒有毒性的化學物，當暴露量很大的時候，這個化學物也是有危險性的。

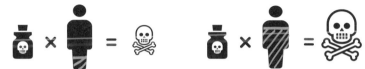

毒性小　　暴露量小　　**危險性小**　　毒性小　　暴露量大　　**有危險**

其他薔薇科的蘋果籽、櫻桃核，也都含有類似成分，但我們並不會嚼食這些果核，即使偶爾不小心吞下去，果核可能未經消化就被排出體外，即使消化了，劑量也不會到致毒的程度。

再以我們日常飲用水為例，水是我們維持生命必要的物質，每個人每天都要喝水，所以水應該是最安全的了吧。不過，當我們喝太多的水，卻也會

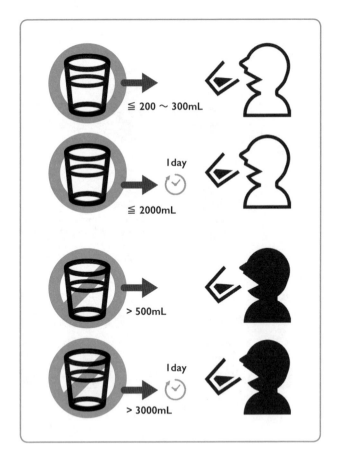

有危險。人一天喝水量不宜超過 3 公升，一口氣補充水量時也不適合超過 500 毫升，因為一下子灌入大量的水會使腎臟來不及排泄，導致血液中鈉濃度過低，滲透壓使水分往腦細胞移動，輕則頭痛，重則認知混亂甚至昏迷。

所以要了解一個化學物質是不是很危險、對我們是否會造成威脅，除了要認識這個化學物質的毒性以外，進一步更應該注意在我們的日常生活中是不是有機會與這個化學物質接觸，或是我們會在什麼地方、什麼情形下暴露於這個化學物質，才能真正做到「正視威脅，小心別讓毒駭到你」。

不管是天然來源或是人為製造的化學物質，只要接受到一定劑量都會引起毒性作用。所以從安全的角度考慮，我們能做的就是減少暴露在這些化學物質下。

聞毒一定要色變嗎？

如前述對毒性的了解，在高量的攝入或是暴露下，沒有任何化學物質是沒有毒的。即使是像水這種日常生活每天飲用的東西，短時間內喝下大量的水還是會引起中毒。因此，似乎很難說什麼化學物質是屬於「毒性化學物質」。但是對於日常生活中，我們所需要製造、生產、使用的這些化學物質，為了避免在製造、生產、使用這些化學物時對我們的安全造成威脅，環境保護署依據〈毒性化學物質管理法〉公告列管對人體健康有危害、對環境有汙染的化學物質為毒性化學物質。

3. 何謂毒性化學物質

　　究竟哪些是毒性化學物質呢？行政院環保署依據〈毒性化學物質管理法〉列管其中 339 種化學物質，總稱為「列管毒性化學物質」、「毒化物」、「列管毒化物」，是政府機構正式公布的項目。

　　其中毒性化學物質的定義是：**人為有意產製或於產製過程中無意衍生之化學物質**，經中央主管機關認定其毒性符合下列分類規定並公告者。

● 第一類毒性化學物質：難分解物質
——化學物質在環境中不易分解或因生物蓄積、生物濃縮、生物轉化等作用，致汙染環境或危害人體健康者。

　　例如**多氯聯苯**（Polychlorinated biphenyls, PCB），發生於1968年日本福岡和1979年臺灣彰化的米糠油中毒事件即是因多氯聯苯造成。還有曾經全世界都廣泛使用的殺蟲劑DDT，由於美國海洋生物學家瑞秋・卡森（Rachel Carson）在《寂靜的春天》一書描述了DDT對環境的危害，進而促使美國於1972年禁用DDT。

● 第二類毒性化學物質：慢毒性物質
——化學物質有致腫瘤、生育能力受損、畸胎、遺傳因子突變或其他慢性疾病等作用者。

例如石棉（Asbestos）在八〇年代中期廣泛應用在防火、隔熱及建築物料中，由於吸入石棉纖維可引致嚴重疾病，如石棉沉著病、肺癌及間皮瘤，世界衛生組織國際癌症研究機構因此將所有種類的石棉列為第一類致癌物，屬於對人體有明確致癌性的物質。

還有第一類致癌物聯苯胺（Benzidine）是用來製造染料的原料，早期許多毛巾上有被檢出聯苯胺的殘留，一般民眾並無法用目視看出產品中是否含這種有致癌性的化學物，因此在選用毛巾時除了注意產品標示外，還是要盡量避免選擇帶有異味及過度鮮豔會掉色的產品。

● 第三類毒性化學物質：急毒性物質
——化學物質經暴露，將立即危害人體健康或生物生命者。

例如氰化鉀（Potassium cyanide）LD$_{50}$ 約 5 mg/Kg bw，這大概是最知名的劇毒化學物質了，不論是電影中經常出現間諜服氰化鉀迅速死亡的情節，或是卡通節目《名偵探柯南》中都常有使用氰化鉀下毒的手法。在臺灣則出現過警方破獲以氰化鉀毒魚的案件。

● 第四類毒性化學物質：疑似毒化物
——化學物質有汙染環境或危害人體健康之虞者。

像是水產品中常會被發現的孔雀綠（Malachite

green）。孔雀綠是一種合成染料，用在紡織品的染色上，但因為具有殺菌效果，常用來治療魚或貝類的疾病。不過由於水產品代謝後產生的還原型孔雀綠具有致突變性，所以世界各國大多禁止將孔雀綠用在食用的動物上，包括水產品中，臺灣也是禁止使用的。市售水產品例如大閘蟹的檢驗中也偶有檢出孔雀綠的情形。

其次，製造聚碳酸塑膠使用的雙酚A（Bisphenol A, BPA），也是歸屬於第四類毒化物。因為雙酚具有內分泌干擾作用，被視為一種環境荷爾蒙物質。而由於嬰幼兒接觸雙酚A的危害風險比成年人大，臺灣已立法規定禁止製造及販售含雙酚A的嬰幼兒奶瓶。

4. 毒性物質與毒化物的關係

　　由〈毒性化學物質管理法〉中可以發現，化學品不一定都具有高毒性（急毒性或慢毒性），而高毒性的化學物質也不一定會被法規列為毒性化學物質進行管理。也就是列管毒性化學物質包含在毒性化學品之中，但是所謂的毒性物質不一定是環保署所列管的毒化物。

　　下圖即表示幾個有毒的名詞之間的涵蓋關係：

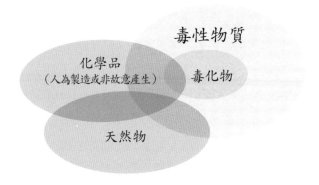

　　在我們討論具有毒性的化學物質或是法規規範管理的毒化物時，似乎遺忘了在人們還沒開始製造、合成、利用化學物質的時候，自然界已經製造並使用化學物質億萬年了。而這些天然來源、非人為製造或合成的天然物（Natural products），是不是就代表著安全或是無毒性呢？是不是像大家常在媒體或是商品廣告上看到的「天然ㄟ尚好」？

天然ㄟ尚好嗎 !?

　　食品、保健食品、日用品媒體或是商品廣告經常看到標榜「天然」，甚至大家琅琅上口的「天然ㄟ尚好」，都是在強調產品是使用天然來源的原料或是成分。為何要不斷的強調天然呢？顯而易見的原因是，消費者認為天然來源的原料或是成分製造出來的產品比較好，而生產產品的業者及廠商也利用「天然的比較好」來暗示產品具有健康的概念。那究竟天然的有多好呢？

　　首先來看看，何謂天然物（Natural Products）？「天然」化學物質本來就存在於自然界，「人工」化學物質則是經人為的方式加工製造而產生。其實有些天然化學物質也可以用人為的方式去合成或製造，所以，用天然來源或人工製造來界定一個產品的好或不好，並不適當。

　　若從毒理的角度去評估天然來源或人工製造產品是否有毒性，最終還是要以劑量決定毒性的原則來做判斷，也就是「劑量決定毒性」同時適用於「天然」及「人工」的化學物。**一個化學物，毒或是不毒，好或不好，應該是取決於「量」，而非這個物品的「來源」是天然或人工製造**。例如許多礦物、植物、微生物、微生物代謝物都是「天然來源」，但毒性卻是極大；有些人工合成或製造出來的東西，毒性卻非常的低。此外，以人工方式合成或是製造出與天然來源一樣的物質，普遍存在我們的日常生活中，這些物質雖然是人工製造，卻也有天然來源，那就更無法用「來源」來分辨這個化學物質好或是不好了。

　　本章分別以天然來源的礦物、植物、微生物為例子來做比較，就能更清楚了解「天然ㄟ尚好」是否放諸四海皆準。

5. 礦物
天然卻有毒性或未淨化無法食用

● **標榜純天然的鹽不一定好，選擇時要注意**

以天然來源的礦物而言，最常見的應該就是鹽了，鹽中的鈉元素是人體必需營養素之一，是維持健康不可或缺的化學物質，我們從飲食中攝取鹽來維持身體正常的運作。鹽可以從鹽礦中取得，例如「岩鹽」；也可取海水或鹽分含量高的地下水，將水分蒸發而得到。

由於鹽是海水最主要的礦物成分，自海水中即可提取大量的海鹽，在臺灣西部沿海地區就有許多鹽田，用來曝晒海水萃取海鹽。雖然這些天然來源的鹽有各自獨特的風味，例如粗海鹽含有鹵化物鎂和鈣、硫酸鹽和微生物，若直接用來加在食物中，這些成分雖少，但可能會含有的特殊味道讓人無法接受，而且其中有些雜質並不適合食用。

因此，簡單如食鹽，即使是天然的來源，也需要檢視其雜質是否適合直接食用。有時候會看見天然來源的鹽在販售時，反倒會標註「不建議食用」。所以民眾到市場上購買食鹽時，如果看到標示為「天然鹽」，務必要再三確認是否是食用鹽。

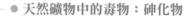

● 天然礦物中的毒物：砷化物

在天然來源的礦物中，砷化物是很有名的有毒物質，但地殼中，砷（Arsenic, As）的含量約為百萬分之一。在自然界，砷以硫化物或氧化物形式存在，例如：砒霜（As_2O_3）、雄黃（As_2S_2）。

而砒霜大概是最眾所周知、也最古老的毒藥了，大鼠口服急毒性為 LD_{50} 15.1 mg/Kg bw，國際癌症研究機構（International Agency for Research on Cancer, IARC）將其列為 Group 1：「確定人體致癌」（Carcinogenic to humans），所以天然來源的礦物有些具有極強的毒性。小說中也常以砒霜做為毒藥使用，像是古典小說《金瓶梅》中潘金蓮毒死武大郎的情節，或是電影《九品芝麻官》中回春堂朱二招供說賣毒給戚秦氏的故事。

順便一提，小說中或電視劇裡常看到用銀針來試毒，主要是硫與銀接觸後，就會產生黑色的硫化銀，使銀針表面變成黑色。這是因為古代生產技術落後，砒霜裡都會含有硫和硫化物的雜質，所以可以驗出砒霜中含硫不純物。如果依現代技術生產的砒霜，用銀針可能就試不出來了。

6. 微生物 天然的，有好有壞

● **處理不當就會產生黃麴毒素**

　　微生物具有毒性，普遍被大家所認同，發霉、腐敗的食物不能吃，就是認知到微生物對人的健康具有威脅性。也因此在食品衛生法規中有關食品衛生標準，除了對重金屬等汙染物質及毒素訂有標準外，也特別對於生菌數、大腸桿菌數等訂出衛生標準。而由微生物所產生的毒素，毒性甚至比絕大多數已知的人工合成物質還要大，例如由黃麴菌（*Aspergillus flavus*）在一些穀物或豆類上生長所產生的黃麴毒素（Aflatoxin），被國際癌症研究機構列入 Group 1：「確定人體致癌」的分類中。

　　目前已知的黃麴毒素種類有 B1、B2、G1 及 G2 等幾種，它們具有很強的毒性和致癌性。其中又以黃麴毒素 B1 毒性最強。諸如花生、玉米、小麥、燕麥等穀物，若儲放的環境、衛生條件不佳或儲藏時間過長，皆會有可能產生黃麴毒素的真菌，再加上黃麴毒素具有極高的熱安定性，一般的加工方法很難將它破壞或除去，一旦農產品被黃麴毒素汙染，即使經過各種處理手段，被我們攝食的機會仍然很大，且在極低的劑量下就有致癌的可能性，所以要極力預防汙染。在日常生活中想避開黃麴毒素的危害，要避免買到的農產品上面有微生物生長，尤其務必要注意以下幾點：

1. 產品新鮮，注意保存期限。
2. 儲放的環境衛生條件良好，如乾燥、涼爽、通風。
3. 商品的包裝要完整。
4. 觀察外觀要正常，任何發霉的食物都切勿食用，以避免因微生物汙染而對身體健康造成傷害。

● 強勢的乳酸菌抑制壞菌生長

並不是所有的微生物都是危險或有害的，像乳酸菌就是好菌，存在於腸道中，幫助腸道代謝醣類，產生乳酸。乳酸菌很早就被人類發現，而且飲用發酵乳品攝取乳酸菌的歷史也非常悠久，所以乳酸菌一直被認為是非常安全的菌種，也是最具代表性的腸內有益菌。

不是釀造就有黃麴毒素

有些釀造的食品，因為釀造的過程都維持在高溫及高濕度下，而且也是利用微生物的大量繁殖來改變食物風味，所以民眾會擔心釀造的東西是不是比較容易有黃麴毒素。一般在釀造的原料儲放過程中，如果保存條件良好，沒有受到黃麴菌的汙染，當開始釀造時，以特定的麴菌（醬油麴、味噌麴、酒麴等）接種後，就會成為優勢菌種，抑制了其他菌的生長空間。因此，不是釀造的食物就會有黃麴毒素。

7. 植物
是藥更是毒，使用要小心

● 中草藥因馬兜鈴酸而禁用

　　我們日常的飲食中，米、麥、蔬菜、水果都是植物，照理講，植物來源應該對我們而言是安全性較高的，但事實並非如此，有些植物中含有的成分，毒性極強。以被禁用的中藥材為例，像廣防己、青木香、關木通、馬兜鈴、天仙藤等五種早期使用的中藥材，因含有馬兜鈴酸（Aristolochic acids）而被禁用。

　　1992 年，比利時傳出有婦女服用香港減肥中藥引發腎衰竭的事件，引起醫學界的注意。1993 年，比利時布魯塞爾自由大學（Universite Libre de Brusselles）發表研究，指出這些案例與服用中藥有關。隨後有多篇研究，將致病原因指向含馬兜鈴酸的中藥材。馬兜鈴酸這類的天然化學物，普遍存在許多馬兜鈴屬（*Aristolochia*）或細辛屬（*Asarum*）植物中，這些含有馬兜鈴酸的植物皆具有強烈致癌性和腎毒性。因此，包括馬兜鈴及含有馬兜鈴酸的植物，皆已被國際癌症研究機構列入 Group 1：「確定人體致癌」的分類中。所以，不論是政府主管機關或是醫學研究機構，都一再呼籲民眾絕對不可亂吃來路不明的草藥或是成藥。

　　早期國內也常有因使用馬兜鈴酸藥材引起危害

事件，但含馬兜鈴酸的中藥材自 2002 年起就被禁用了，自行購買來路不明草藥或是非醫療院所提供的藥品，有可能未受到管制，大家千萬不要隨意購買。

● 馬錢子鹼是古時候的老鼠藥

這些源自於植物的天然物成分除了強烈致癌性外，也有些植物來源的成分具有強烈的急毒性，含有極微量即可致死的劇毒。例如來自植物馬錢子（*Strychnos nux-vomica L.*）的番木鱉鹼（Strychnine）或稱為馬錢子鹼。而且其毒性強烈早已被人們所熟知，是古時候用來毒老鼠的藥物。從這個例子來看，人們對植物的毒性早有概念，並會加以利用。

● 曼陀羅是毒也是藥

坊間有偏方以曼陀羅（Datura stramonium）做為藥物，但服用後中毒事件層出不窮；也常有登山民眾採摘曼陀羅的花朵或誤認葉子是原住民的野菜，用以煮食而中毒的新聞被報導出來，事實上曼陀羅全株都有毒性。但是植物來源的化學物除了毒性之外，在適時適量的應用下卻常是醫療上的救命藥物。以取自於某些茄科植物如顛茄、曼陀羅及茄參等的阿托品（Atropine）為例，阿托品被用來做為氨基甲酸鹽類殺蟲劑中毒或是神經毒氣輕微中毒時的治療藥物，也被用來做眼疾的治療用藥。像這

樣以植物中的成分做為醫藥使用的例子不勝枚舉，但不可忽略其毒性，千萬別擅自取食。

　　由此可見，天然物並沒有一定比較好，也沒有比較安全。在使用天然物來源的東西之前，要先確認其安全無虞，而所謂的安全無虞主要視其使用的劑量而定。以人們常年食用的這些糧食、蔬果為例，其安全性無庸置疑，因此在取食量上並無致毒的疑慮，但若是為治療疾病使用這些天然來源的藥材，則要透過醫療專業人士的判斷，給與適當的劑量，以期能達到治療的目的，而不會過量導致中毒情況的發生。

IIII **毒狗不毒人——有些毒是有生物選擇性的** IIIIIIIIIIIIIIIIIIIIIIIIIIIIIIIIII

某些化學物對特定生物物種具有特別的毒性，例如家中如果有養狗的人都知道，不可以給狗吃巧克力，因為巧克力中含有可可鹼（Theobromine），人類攝取後會有輕微的興奮作用，令人產生愉悅的感覺，但是狗吃了含有可可鹼的巧克力卻會致命。

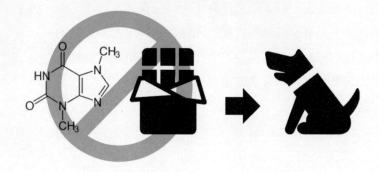

人體大約只要 6 ～ 12 小時就可以代謝攝入的可可鹼，但是狗卻要 3 天左右的時間，長時間的刺激，加上不易代謝，對狗會造成致命的傷害。以半數致死劑量來做比較，可可鹼對狗的 LD$_{50}$ 是 300 mg/Kg bw，對貓是 200 mg/Kg bw，對人類是 1000 mg/Kg bw，而大鼠或小鼠與人類相似，所以老鼠偷吃巧克力倒是不會怎樣。因此，相同的東西對某種生物是日常的食品，但對其他的生物而言卻是足以致命的毒藥。

毒性物質對某種特定細胞、組織、器官或生物體產生的特殊性或專一性毒性作用，如抗生素針對病菌產生選擇性毒性作用、農藥對害蟲的專一性毒性作用，即稱作「選擇性毒性（Selective toxicity）」，所以可利用化學物對不同生物間的選擇性毒性，將化學物應用在醫

36   PART 1 · 問世間毒是何物？直教人擔心不已

學上，用來治療疾病；而農業則應用在植物保護，做為病蟲害防治；甚至用於環境衛生的病媒防治。

至於常聽到的除蟲菊素（Pyrethrin），則是由菊科植物除蟲菊（*Chrysanthemum cinerariifolium and C. cineum*）的花中萃取出來的成分，除蟲菊素對哺乳動物毒性極低，但對昆蟲毒性非常大，其毒性選擇比（Selectivity ratios: mammalian oral lethal dose [LD_{50}] to insect topical application LD_{50}）可超過1000以上，代表其半數致死劑量有1000倍以上的差距。

若昆蟲攝入除蟲菊1單位劑量會有一半死亡的情形，那麼哺乳動物要取食到1000單位才會有同樣的危險。就因為毒性選擇上有這麼大的差異，所以除蟲菊素很適合用於人類或哺乳動物的生活範圍內，像是病媒蚊的防治及寵物身上蝨、蚤的防治等等，除蟲菊素就是一種很好用的天然物殺蟲劑。

天然與人工化學物比一比

　　了解毒性與化學物質之後，就可以理解天然或人工製造並不是決定物質毒性高低的原因，因為兩者都有毒性很大的物質，也有毒性極低的物質。

　　所以，還是要以方法來判定是否有毒性。如急毒性的判定要先得知該化學物的急毒性值，確認是以什麼試驗動物、以哪種暴露途徑進行的試驗；然後，再以得到的數值與各個級別的急毒性估計值做比較。此外，還需要了解是否會造成慢性健康危害，如刺激性、致癌性等，再去看接觸途徑有哪些，是否很容易會暴露。若很少有接觸途徑，即使毒性高，也不用太擔心。

　　因此，對化學物的危害性有正確的認識，並充分了解可能接觸到具危害性化學物的途徑，設法減少暴露於具危害性化學物的機會，才能夠真正做到保障生活品質及維護身體健康，而不是因為化學物的來源是天然來源，就低估了它的危害性。

　　反之，從應用目的及角度來看，以天然物化學結構為基礎，用人為方式合成類似的結構，再將結構加以修飾，成為更適合的化學物。這種人工合成化學物有的比所模仿的天然物毒性要低很多，這樣的案例在醫療、農業生產、甚至日常生活用品中極為常見。

8. 人工合成化學物，
安全性有時更高

　　以新菸鹼（Neonicotine）類農用藥劑為例，它是用於農業病蟲害防治的植物保護製劑，由天然植物菸草葉中萃取出的菸鹼（Nicotinoid），成分為尼古丁（Nicotine），但是天然菸鹼有兩個問題，使其在農業生產應用上受到限制，一是天然菸鹼極易降解，有效時間過短，使用後接觸到的昆蟲會被消滅，經過一至數日，短時間內就會降解而失效，下一批害蟲很快又會出現造成危害。農民為了保護作物，又要再度使用藥劑，因此天然菸鹼尼古丁在蟲害防治上，效果不但不好，成本也很高。第二個問題是天然的菸鹼對哺乳動物或鳥類毒性很大。

　　因此，科學家們開始尋找方法製造新菸鹼化合物，依據尼古丁的化學構造修飾後，再用人為的方式合成製造，例如最知名的新菸鹼類殺蟲劑益達胺（Imidacloprid）。先不論益達胺目前的爭議，只從天然物與人工合成化合物的毒性來看，天然菸鹼尼古丁對哺乳動物的口服急毒性（Acute oral toxicity）LD_{50} 大約 $50 \sim 60$ mg/Kg bw，但人工合成的益達胺對哺乳動物急毒性 LD_{50} 大約 450 mg/Kg bw，只有天然菸鹼的十分之一。甚至其他的非防治目標生物，例如鳥類或魚等生物，人工合成的新菸鹼類比天然來源的菸鹼有更高的安全性，也更適合用來做

植物保護用途。

綜合以上所言，不同來源的物質，包括礦物、微生物、植物等天然物的毒性比較中，可以發現許多天然物不一定最好，因為：

人工合成的新菸鹼類殺蟲劑與天然菸鹼對各種非目標生物毒性比較表

| Compound 化合物 | Mammal 哺乳動物 | | | Bird 鳥類 | Fish 魚 |
	Acute oral	NOAEL (mg/Kg/day)	Carcinogen 致癌物	Acute oral LD$_{50}$ (mg/Kg bw)	LC$_{50}$ (ppm)
Neonicotinoids 新菸鹼 Acetamiprid 亞滅培	182	7.1	No	180	> 100
Clothianidin 可尼丁	> 5000	9.8	No	> 2000	> 100
Imidacloprid 益達胺	450	5.7	No	31	211
Nicotinoid 菸鹼 (－)-Nicotine 尼古丁	50	--	--	Toxic	4

※ 數據資料來源 Annu. Rev. Pharmacol. Toxicol. 2005. 45:247-268
（doi:10.1146/annurev.pharmtox.45.120403.095930）

1. 天然物並不單純，往往包括非常多樣自然存在的物質。

2. 有很多的天然物有毒而且毒性很大。

3. 很多天然物在未經評估與研究前，都無法確認其安全性或對我們健康是否有益。

　　因此在評價一種化學物對我們是否具有危害性時，不能因為這個化學物來源是天然的，就認為它比較安全。化學物質的安全與否，應該從正確認識化學物的急毒性、慢毒性等各種毒性指標所代表的意涵，以及暴露於這些化學物的途徑、可能性和接觸時間長短等多種面向，去評估一個化學物的危害性，才能真正做到保障生活品質及維護身體健康。

● 急毒性的判定

　　一般化學物質進入人體的主要途徑，分別是經由「口服（Oral）」、「皮膚（Skin）接觸」或「吸入（Inhalation）」三種；而經由這些途徑進入的化學品，分別有不同的狀態，例如固態或液態比較可能以口服的途徑進入人體，而氣態則以吸入為主要途徑。因此，化學品全球分類及標示調和制度（Globally harmonized system for classification and labelling of chemicals, GHS），針對化學物質急毒性之危害特性，又將不同暴露途徑引起的急毒性效應劑量分成五種級別，用以判定一種化學物質經由何種途徑、攝入多少劑量，會達到危險的程度。

在進行判定某一化學物的急毒性級別前，必須先按部就班做些功課：

1. 得知該化學物的急毒性值。
2. 確認是以什麼試驗動物、以哪種暴露途徑進行的試驗。
3. 得到的數值再與各個級別的急毒性估計值做比較。最後才能判定該化學物是屬於哪個危害等級。

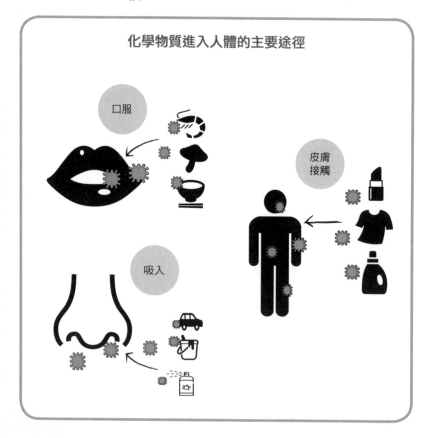

化學物質進入人體的主要途徑

口服

皮膚接觸

吸入

GHS 急毒性危害級別表

暴露途徑	口服 (mg/Kg bw)	皮膚 (mg/Kg bw)	氣體 (ppmV)	蒸氣 (mg/L)	粉塵 (mg/L)
第一級	≤ 5	≤ 50	≤ 100	≤ 0.5	≤ 0.05
第二級	$> 5 \sim \leq 50$	$> 50 \sim \leq 200$	$> 100 \sim \leq 500$	$> 0.5 \sim \leq 2.0$	$> 0.05 \sim \leq 0.5$
第三級	$> 50 \sim \leq 300$	$> 200 \sim \leq 1000$	$> 500 \sim \leq 2500$	$> 2.0 \sim \leq 10$	$> 0.5 \sim \leq 1$
第四級	$> 300 \leq 2000$	$> 1000 \leq 2000$	$> 2500 \leq 5000$	$> 10 \leq 20$	$> 1 \leq 5$
第五級	$> 2000 \leq 5000$	$> 2000 \leq 5000$			

以天然菸鹼尼古丁與新菸鹼益達胺為例，依 GHS 急毒性危害級別進行化學物質的判別，天然菸鹼 Acute oral $LD_{50}=50$ mg/Kg bw，危害性屬於第二級；益達胺 Acute oral $LD_{50}=450$ mg/Kg bw，危害性屬於第四級。

依據國內農藥管理之需求，農委會參考國際農藥毒性分類規定，將農藥依其對**哺乳動物之口服及皮膚急性毒性分為四級：極劇毒、劇毒、中等毒、輕毒（含低毒）農藥**。農藥急性毒性同樣以農藥對哺乳動物（大鼠）經口服、皮膚、呼吸毒性試驗之半數致死劑量（LD_{50}）或半數致死濃度（LC_{50}）來判定毒性大小，此外亦需考量農藥對哺乳動物眼睛刺激性試驗、皮膚刺激性及過敏性試驗，以做為其殘留對使用者的急性暴露風險評估。

農藥毒性分類表

急性毒性分類	口服 LD$_{50}$（mg/Kg bw）	皮膚 LD$_{50}$（mg/Kg bw）
極劇毒	≤ 5	≤ 50
劇毒	$> 5 \sim \leq 50$	$> 50 \sim \leq 200$
中等毒	$> 50 \sim \leq 2000$	$> 200 \sim \leq 2000$
輕毒	$> 2000 \leq 5000$	$> 2000 \leq 5000$
低毒	> 5000	> 5000

　　若依國內農委會對農藥的毒性分類，天然菸鹼 Acute oral LD$_{50}$=50 mg/Kg bw 是屬於劇毒農藥，而益達胺 Acute oral LD$_{50}$=450 mg/Kg bw，為中等毒農藥。

　　在判斷某一種化學物質對我們的健康及環境是否具有危害性之前，需要先了解該化學物本身所具有的各種危害性，除了前面所提到的急毒性危害之外，還要對會造成的慢性健康危害（刺激性、致癌性、致敏感性、致突變性、生殖毒性等等）有一些認識。

　　而在了解到化學物本身的危害性後，就需要去探究我們暴露於這些化學物的可能途徑以及時間長短。一個毒性再強、危害性再大的化學物，如果我們不會接觸到，也沒有暴露於這個化學物質中的可能，那麼它就不會對我們造成傷害。相反的，一個毒性低、危害性微乎其微的化學物，如果經常性的

接觸與攝入，其危害性就不能被忽視。

　　因此，**對化學物的危害性有正確認識，並充分了解可能接觸到具危害性化學物的途徑，設法減少暴露於具危害性化學物的機會**，從識毒、知毒，進而做到避毒、減毒，才是面對生活中毒物積極正面的做法及態度。

　　千萬要記得，不能因為這個化學物的來源是天然來源，就低估它的危害性。過度的接觸或頻繁的暴露於該物質之下，再怎麼安全的化學物也會有危害性。如同毒理學之父帕拉賽瑟斯的名言：「所有化學物質都有毒，世界上沒有不毒的化學物質，依使用劑量的多少，區分其為毒物或藥物。」

　　在謹記「劑量決定毒性」之後，接下來就要切入化學物質進入人體的三大途徑，從日常生活中的食衣住行等面向，說明可能接觸到危害性化學物的途徑，以及可能暴露在這些化學物的環境，藉由減少暴露與接觸盡可能降低接受「劑量」，並降低這些化學物對我們的危害性。

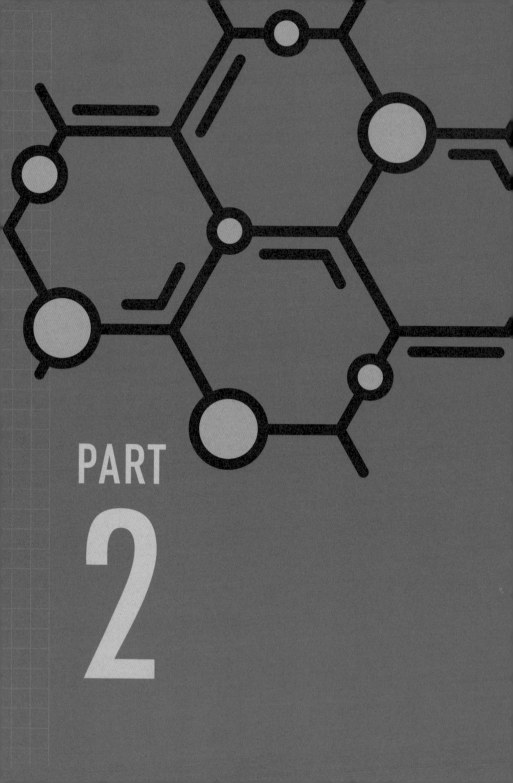

PART

2

由口而入的毒

化學物質經由口服進入人體,除了少部分是為了治療疾病吃的藥以外,最主要的就是伴隨著食物,以取食方式被我們吃到肚子裡面。所以要了解經由口服攝入的化學物質是否會有危害,可以分別從食物本身含有的成分、製作或加工食品的添加物、栽培生產食物過程的可能汙染,以及包裝食物的容器或是處理器具等幾個方向來認識。

天然蔬果、五穀雜糧等植物性的食材

　　一般我們日常食用的食物，基本上是沒有所謂風險的問題，雖然前面曾舉例大量喝水也會有中毒的情形，來突顯劑量決定毒性的概念，但正常的狀況下，食物（如一般食用的雞鴨魚肉、蔬菜水果及五穀雜糧等）常見的風險主要以食品衛生所造成的問題為主。雖無需特別去評估毒性危害的情形，但卻要了解來龍去脈，才不會陷於恐懼。

　　例如蔬果農藥超標、田地受到重金屬汙染等，稍微有蛛絲馬跡，新聞便報得如火如荼，一時之間那種食材大家都避之唯恐不及，但其實更重要的是要去深入了解事情的真相，是哪種農藥？是否真的有超過容許量，還是只有檢出？要吃多少才能造成身體傷害？只要關注這些問題，就會知道其實不需要太過擔憂。

　　有些風險，是要靠我們自己來避免與預防的，例如有的食材本身帶有毒性，就要避免食用，此時新聞報導就變成有用的資訊來源了，知道有人誤食野外的植物而中毒，就要記下來，累積自己的常識，並做為提醒。或者食材因潮濕孳生黴菌等，也會產生毒性，所以我們採購和保存時都要注意儲存環境。

9. 農藥
一定要毫無殘留零檢出嗎？

　　新聞報導中常「爆」出哪些蔬果有農藥殘留，或者某些食品被驗出有農藥殘留，如果對於農藥沒有正確觀念，很容易就會被驚嚇到而不敢食用該類蔬果。其實認為農產品或是食品中的農藥殘留要零檢出，是一個不正確的觀念。

　　農藥是在農作物栽培過程中，為保護農作物免於遭受病蟲的危害，而施用在農作物上的藥劑。因此，在農產品上的農藥殘留是可以容許的，但是這個容許值是要經過嚴謹的安全評估過程，再加上針對市場上農產品進行嚴格的檢測與把關，完整落實相關的農藥使用與殘留規定，那麼農藥的殘留就不會有問題。

　　而農民在栽培農作物時為何要使用農藥呢？農民栽培時，為保護作物、期望獲得最高產量及最佳品質，採取了許多的措施。而在這些方法中，最能降低生產成本、增加農作物收穫量、維持農產品外表美觀而且簡單可行的方法，就是採用農藥來進行植物的保護工作。

　　農民施用農藥來殺蟲、殺菌及除草，農藥被直接施用在農作物上面或是農作物生長的地方，無可避免的會與農作物接觸，而接觸後農藥就會殘存在農作物上面。這些殘留在作物上的農藥需要一定的

有效藥量，才能發揮保護作物的作用，一旦農藥使用後，就會開始在環境中受到雨水的淋洗、陽光的曝晒等因素影響而逐漸分解、消失，這個作用會一直到農作物被採收。若採收時的農作物上還有尚未分解、消去的農藥，就是所謂的農藥殘留。

那麼以消費者角度該如何看待農藥殘留的問題呢？由於農藥的使用是農作物栽培管理上的一種方法，因此，消費者應該了解，政府機關對於農藥殘留的問題，是如何把關的，所以就要從農藥的許可使用、使用的規則要求、殘留量的訂定、農產品上的農藥殘留檢測，以及食用農作物前確實清洗等方向去認識與了解。

● **農藥應對之法：確實的清洗，由消費者自行把關**

認識農產品或是食品中農藥殘留容許量的訂定，可以了解這個容許量的目的是要避免農藥被誤用或濫用。這個值的訂定，是假定每天吃到的每種食物都出現這個容許量值的農藥殘留情況去估算的。以益達胺為例，容許每天吃的米、小白菜、番茄都各有 0.2、1、1 ppm 益達胺的殘留量。其實依衛生主管機關的檢驗結果，絕大部分的農產品或食品都是低於這個殘留量，甚至是低於檢驗的極限。

但是就消費者的角度，不管殘留量是不是會造成危害，徹底清洗對於減少不必要的外來化學物攝入還是很重要，而且大部分的農產品都是戶外栽

培，即使是有機栽培的農產品，雖然生產過程未採用人工合成的化學藥劑，但是也會應用天然資材進行農作物保護，這些天然物質普遍是環境友善的資材，在環境中容易分解，卻仍可能有少量殘留，雖然我們也認為這些物質取食的危害很低，還是需要適度的清洗。

其次，有機農業常會應用各種天敵昆蟲去防治害蟲，這些天敵也可能會躲藏在農作物裡。更別說土壤、雨水及灌溉水等外在環境中，本來就有非常多的微生物存在，這些微生物難免會殘留在農作物上，所以在食用前適度的清洗及烹調是非常有必要的（可參閱《正確洗菜，擺脫農藥陰影》一書）。

每種農藥在核准使用前都要經過申請、審查,訂出使用方法與適用範圍等過程,才會公告施行,而有關單位也會針對農藥的殘留容許量做為未來檢驗標準。農產品訂有農藥殘留容許量,這個容許量訂定的原則是以用來表示農藥慢毒性之無可觀察到危害的劑量(No observed adverse effect level, NOAEL)為計算基準,再依據政府核准的使用方法及防治作物為對象,考慮國人取食這些作物的習慣及取食量(Food intake kg/person/day),依國家攝食資料庫統計(19～65歲全體)中各類別作物取食量,分別研訂每一作物中的農藥殘留容許量。因此,只要是國內政府核准使用的農藥及作物就會有容許量,沒有訂定容許量標準者表示未核准使用,依法不得有殘留。所以,常見評斷農藥殘留檢驗結果的不合格情形就會有兩種,分別是:1.殘留量超過容許量;2.檢驗出沒有容許量(或是方法最低定量極限)的農藥殘留。農藥殘留容許量是由衛生福利部食品藥物管理署與農業委員會動植物防疫檢疫局會商訂定的。下圖為訂定的流程:

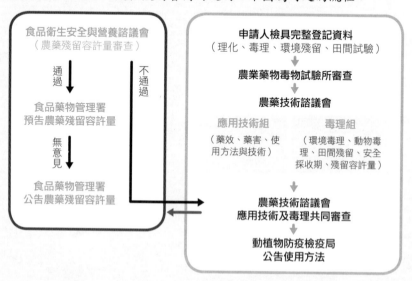

10. 重金屬為何會汙染農作物？

　　1980年代，臺灣桃園縣部分種植的米被檢驗出受到鎘汙染，原因是當地工業廢水排放含有鎘，引入水田灌溉後，使收穫的稻米被驗出含重金屬鎘，此即為當時令人注目的「鎘米事件」。由於進入到土壤環境中的鎘，不容易移除，不像農藥或是其他有機汙染物，會隨著時間而逐漸降解消失，鎘會一直存在土壤中，即使下雨淋洗也不易移動。雖然研究發現有許多植物對重金屬有很強的吸收能力，可利用植物移除這些重金屬，但植物吸收後的植體含有鎘，後續也要再進行處理，加上用植物吸收需要很久的時間過程，因此目前受到鎘汙染的農地，已採用禁止種植農作物的方式，來避免土壤中的重金屬經由作物進入到食物鏈，對人體的健康造成威脅。

　　食物中重金屬的殘留與農藥或動物用藥不同之處在於，農藥與動物用藥是人們為了保護作物或照顧動物健康而使用，但重金屬則是原本就存在自然環境中。食物中的重金屬來源包括了來自環境中原本存在的重金屬，藉由土壤、水源、空氣等自然傳播，而作物則自土壤或水中吸收及累積；另外一個來源是受工業汙染的土壤被用來栽培作物，或是受到重金屬汙染的水被拿來灌溉，造成重金屬累積遠高於自然環境中存在的。衛福部食藥署於2018年5月8日發布的〈食品中汙染物質及毒素衛生標

準〉，依據不同的食品中所含重金屬分別訂有衛生標準，其已訂標準的重金屬種類有：總砷、無機砷、鉛、鎘、汞、甲基汞、錫、銅、銻等。例如食米中重金屬含量訂有汞（0.05 ppm）、鎘（0.4 ppm）、鉛（0.2 ppm）等標準；蔬果植物類則是根據不同種類及其可食部分，分別訂有重金屬鉛及鎘的限量標準。而訂定重金屬限量標準的原則與方法，是依照食物的取食量及重金屬自然背景濃度高低研訂。

由於重金屬可能源自於自然環境中的背景，或是受汙染的土壤及水，因此避免農作物中存在重金屬最有效的做法是從源頭管制，為此環境保護署依據〈土壤及地下水汙染整治法〉第六條第二項，也分別訂有土壤汙染監測標準及整治標準。當土壤超過「監測值」時，依〈農作物重金屬等汙染監測管制作業程序〉將對農作物進行採樣，如果作物超過重金屬限量標準則銷毀，輔導轉作非食用或重金屬低吸收的作物，並且會持續監控，也可以辦理休耕。

一般消費者應該非常關心如何避免在購買食材時買到受重金屬汙染的產品吧。首先，重金屬污染的土壤並不一定適合栽培作物，也就是有些重金屬含量過高的土壤，農作物也是長不好的。而受到嚴重汙染的土壤種不出農作物，這些重金屬經由農作物進入食物中的風險也就不大。但有些重金屬對植物毒性低，例如鎘、砷，植物可以耐受較高濃度，即使在受汙染的土壤中依然長得很好，農作物收穫

不會受到影響，這就很容易讓這些重金屬經由農作物進入到食物鏈中。目前，食品藥物管理署和地方衛生機關監測檢驗食品或是不定期進行市售產品抽驗，包括蔬果植物、水產品、食米類等產品，都將重金屬含量監測做為重點檢測項目，消費者只要購買來源清楚的農產品就可以放心。

　　要避免讓重金屬進入到食物鏈中，就必須從源頭的把關做起，這裡的源頭指的是對受汙染的土壤進行嚴格監測與管制，不能讓這些土壤栽種作物。而避免讓農地受到汙染才是根本的解決之道。因此，消費者端能做的，並不是擔心市場上買到的蔬菜水果有沒有受到汙染，而是要隨時協助政府機關注意生活周圍的環境有沒有汙染物排放，隨時向主管機關通報，才能真正做到在市場上不會購買到土壤來源受重金屬汙染的食材。

自來水中的鉛？

2015 年，媒體報導臺灣自來水管線仍有部分使用鉛製水管，讓很多民眾開始擔心自家水龍頭流出的水會不會含鉛？而長期飲用含鉛的自來水，用這些水煮飯做菜，是否會引起鉛中毒？在鉛水管事件後，市府加緊汰換，在兩年內完成全市更換，而其他縣市也都在規畫進行汰換工作。但在水管完成汰換後，民眾也需要檢視家中水龍頭材料，雖然標準檢驗局訂定飲用水的水龍頭材料含鉛量不得超過 0.25%，但在之前使用的材料，常年用下來也可能會有鉛的釋出。

土壤重金屬監測與管制項目及標準

監測項目及監測標準

在農業用地與飲用水水源水質保護區所監測的項目與標準值。

監測項目	監測標準值	食用作物農地監測標準值
砷（As）	30 mg/Kg	
鎘（Cd）	10 mg/Kg	2.5 mg/Kg
鉻（Cr）	175 mg/Kg	
銅（Cu）	220 mg/Kg	120 mg/Kg
汞（Hg）	10 mg/Kg	2 mg/Kg
鎳（Ni）	130 mg/Kg	
鉛（Pb）	1000 mg/Kg	300 mg/Kg
鋅（Zn）	1000 mg/Kg	260 mg/Kg

管制項目及管制標準

土壤汙染管制標準，則是當土壤超過「管制值」時，依土壤及地下水汙染整治法之規定，將該區域公告列為「汙染控制場址」並執行相關整治工作，包括豎立標誌或圍籬、限制種植作物、進行後續的汙染整治，以及銷毀既有作物，給予農民休耕補償。

管制項目	管制標準值	食用作物農地管制標準值
砷（As）	60 mg/Kg	
鎘（Cd）	20 mg/Kg	5 mg/Kg
鉻（Cr）	250 mg/Kg	
銅（Cu）	400 mg/Kg	200 mg/Kg
汞（Hg）	20 mg/Kg	5 mg/Kg
鎳（Ni）	200 mg/Kg	
鉛（Pb）	2000 mg/Kg	500 mg/Kg
鋅（Zn）	2000 mg/Kg	600 mg/Kg

II. **發芽後**就有毒嗎？

馬鈴薯發芽不能吃，一般民眾大多數都知曉這件事。但也同時衍生了「其他農產品發芽後能不能吃？」的疑問。

* * *

發芽的馬鈴薯不能吃，是因為發芽時，芽眼、外皮都會產生大量茄鹼，**茄鹼的熱安定性極佳，即使加熱烹煮也難以破壞毒性，若食用會造成急性中毒。**而有人說馬鈴薯發芽後，只要把冒出來的芽眼挖掉或切除就好了，這是錯誤的觀念，還是建議不要食用比較安全。

那麼外型與馬鈴薯有點像的番薯，發芽時會不會也產生毒素？

答案是「不會」。

番薯跟馬鈴薯是完全不同科的作物，番薯是旋花科植物，並不會像茄科的馬鈴薯一樣在發芽時產生有毒成分。因此，**發芽的番薯是可以吃的，只是在吃之前可能要檢查一下，有沒有其他發霉或腐爛等問題。**

蒜頭、薑這些生長在地底下的作物，每次只要提到馬鈴薯發芽中毒的事件，都會被提出來討論。蒜頭放久後發芽，只要沒有腐敗，都可以吃，甚至有研究指出發芽的蒜苗含有更多抗氧化成分。薑在溫暖潮濕的環境中也會發芽，但發芽的薑並不會產

生有毒物質，薑和長出來的芽薑也都可以吃。不過同樣要注意是否有發霉或是其他衛生條件的問題。

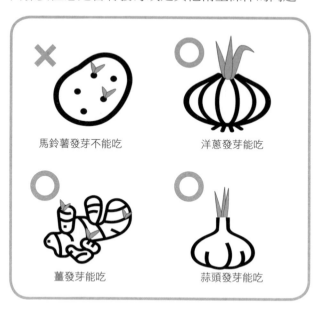

馬鈴薯發芽不能吃　　　洋蔥發芽能吃

薑發芽能吃　　　蒜頭發芽能吃

這些根莖類農產品在儲放過程中發芽，通常表示儲放的環境較潮濕，溫度較高，而這樣的環境也剛好符合黴菌或微生物容易滋長的條件。因此，雖然有些根莖作物發芽後仍可食用，仍要注意有沒有其他的衛生問題。

* * *

另外，竹筍有時會帶點苦味，也被懷疑是否有毒。這是因為竹筍要在筍芽即將冒出土面之前就挖取採收，一旦筍芽冒出地面受到陽光照射後，便會產生「紫杉氰醣苷」，此為苦味的來源。

紫杉氰醣苷（Taxiphyllin）是種天然毒素，只要加熱烹煮，就會降解，但仍會帶苦味，所以竹筍如果長得直又長，筍殼呈綠色，就可能是出土太久才被採收，吃起來容易有苦味，再加上離土後「紫杉氰醣苷」還會持續形成，苦味就會漸增，而且纖維也會開始老化，影響到甜度及口感。

因此，新鮮的竹筍買回家後不能直接儲放，要立即帶殼煮熟，冷藏保存，才能維持鮮甜口感。

路邊的野菜不要採

由於近年採食野菜的風氣盛行，但一般人很難判別野外的植物是否含有危害健康的成分，所以建議不要任意採摘野外食材，以免中毒。

其中常見誤食的就是草菇，尤其是在一陣大雨後，田野草地上忽然冒出白色的綠褶菇，看來鮮嫩可口，但卻有毒不可食用。其次是幾年前上過新聞的姑婆芋，姑婆芋長得像芋頭，但含有草酸鈣、氰酸與生物鹼等毒性，全株不可食用。而冬天火鍋季時，常有民眾登山郊遊，看到路旁草叢或是菜園旁邊，長著像山茼蒿葉子的植物，就順手採回去煮火鍋，這些像山茼蒿的植物可能是與山茼蒿同樣屬菊科的歐洲黃菀（*Senecio vulgaris*），而歐洲黃菀含有植物鹼（Pyrrolizidine alkaloids, Pas）會對肝臟造成嚴重的危害。

12. 被**真菌毒素**汙染的五穀雜糧

提到真菌毒素，最常聽到也令人害怕的就是黃麴毒素（Aflatoxin），這個經世界衛生組織（WHO）確認公布的一級致癌物，若長期攝入過多，會導致肝細胞的突變。

以往大家總以為只有花生或其再製品中容易有黃麴毒素，事實上，玉米、米、麥、豆類、麥類、堅果等都可能受到汙染。臺灣由於氣候因素，經常處於高溫潮濕的狀態，因此保存食材的環境更為重要，只要稍微不注意，常會成為黃麴黴菌極佳的繁殖環境，並產生黃麴毒素。

由於**黃麴毒素具有很高的熱安定性，無法藉由烹調方式來破壞**，一旦產生就會持續存在食物中，不可不重視。所以，要避免接觸到被黃麴毒素汙染的食材，必須從預防做起。

1. 首先，選購花生、玉米、豆類、麥類、堅果等食材時，要觀察包裝外觀是否完整，食材本身是否看起來仍新鮮、無異狀。
2. 不要貪便宜大量購買，最好可以少量購入，趁新鮮食用，以避免貯存不當的事情發生。
3. 若沒食用完畢，要裝入密封性能較好的保鮮盒、夾鏈袋等仔細封存，減少食物與濕氣接觸，並放在涼爽、乾燥且通風的地方。

＊　＊　＊

　　味噌，是接種大量麴菌之後所發酵製成的調味料，因此，常會有人問：「料理用到味噌，經常食用是否會中毒？」

　　由於種麴是可以用來製作味噌的菌種，而且當麴菌繁殖活躍大量產生後，黃麴菌反而沒有可生長的空間，可以說是呈現一種好菌排擠壞菌的狀態。所以，若有完善的製造過程及適當的保存環境，是不會產生黃麴毒素的。在正常的情況下，人們也不會因為長期食用味噌而中毒。

　　甚至日本之所以被公認為長壽國，有人推斷原因跟他們經常食用味噌有關。味噌和味噌湯，是很多日本家庭飯桌上的日常菜單，看他們天天喝味噌湯，還把「願不願意每天早上為我煮味噌湯？」當作求婚金句，也沒聽說有人喝到中毒，不是嗎？

肉類與海產類

　　近年來，動物用藥與汙染問題也常成為新聞熱議，像是瘦肉精、毒雞蛋的報導，看起來都十分可怕，但是究竟有多少人真的知道這些事件的來龍去脈？事實上，動物用藥在我國法規上有嚴格的限制，本地肉品透過合法的屠宰場，都有樣品送檢、獸醫驗證，如果購買時有注意來源標示，基本上不用過於操心，即使有事件發生，也有其時效與地域性，並不需要太過恐懼。

　　倒是肉類、海產保存不當，就容易腐敗，大多食物中毒原因都來自於此。例如吃到金黃色葡萄球菌、腸炎弧菌汙染的食物會上吐下瀉；甚至有時皮膚紅腫、搔癢等，感覺像是過敏的徵狀，卻是因為抗組織胺中毒。這些「毒害」發生的機率更高。因此，貯藏與料理的過程，才是更需要注意的防毒關鍵。

　　當然，為了健康著想，最好不要冒險生食肉類或海產類的食物，例如生牛肉、生牛奶等。如果無法抗拒生魚片的誘惑，食用時也要慎選店家，觀察對於食材的保鮮與器具的清潔等。另外，還有一些榜上有名、本身可能有毒的海產，例如河豚、貝類或不知名的水中生物等，更要避免。

13. 需要擔心動物用了哪些**藥**嗎？

在媒體報導下，相信大家都聽過瘦肉精一詞，但應該並不了解瘦肉精是什麼？又是如何對豬牛產生作用？

其實瘦肉精並不是一個藥品名稱，而是數種使動物瘦肉量增多的動物用藥統稱。例如一般最常聽到「萊克多巴胺（Ractopamine）」，其藥品名稱為「培林（Paylean）」，雖然在美國、加拿大等國家是核准使用的動物用藥，但我國行政院農業委員會並未核准使用這種藥物。

由於在〈動物用藥殘留標準〉第三條中提到，「食品中之動物用藥殘留量應符合下列規定，本表中未列之藥品品目，不得檢出。若表中藥品品目非屬行政院農業委員會核准使用之動物用藥，僅適用進口肉品。」因此，在〈動物用藥殘留標準〉中有訂出牛肌肉中萊克多巴胺 0.01 ppm 的殘留容許量，但僅適用於進口牛肉，國內養牛業者仍被禁止使用，而且不得檢出。因此，消費者若是透過合法管道採買牛肉，就不需要擔心會影響健康。

* * *

雞排是臺灣特色美食，吃起來鮮嫩多汁，常聽見有人說「這是因為使用生長激素（荷爾蒙）讓雞長很快，所以肉質軟嫩」；還有人說「生長激素都是用打針的，而且打在脖子上，所以雞脖子不能

吃」，諸如此類的說法，言之鑿鑿，竟使生長激素成為「當紅」動物產品殘留物。

但事實上，生長激素的價格很高，遠比一隻雞的售價還要高，所以養雞業者不可能使用生長激素，一般雞隻若有打針，比較可能是疫苗，而不是打生長激素。炸雞排多半用的是白肉雞，飼養 32 天即可食用，肉質軟嫩好吃的原因很多，除了育種技術進步，使品種優化外；加上多使用精緻的配方飼料，營養成分高；再透過標準化養殖，雞吃得好，睡得飽，自然長得又快又肥。

* * *

動物用藥主管機關除農委會外，衛生福利部食品藥物管理署也訂有〈動物用藥殘留標準〉，與植物保護使用農藥殘留的情況類似，動物用藥的殘留標準也是滾動式的管理，依照藥物的使用或停用，持續的修訂標準，均有一定的查核機制，規範養殖業者合法使用，避免殘留。

14. 動物性食材中竟驗出**農藥**？

　　2017 年，農藥芬普尼於家禽蛋中被發現的事件，陸續於歐洲與韓國爆發，並受到廣泛討論。

　　芬普尼是殺蟲劑的一種，可用於稻米、玉米等作物，對昆蟲具毒性，但對哺乳動物會造成神經干擾。也使用於驅除犬貓跳蚤、壁蝨的藥物，以及防治螞蟻、白蟻與蟑螂等環境用藥，但被嚴禁用在供人類食用的禽類身上，因此，原則上飼養的食用禽類並不會接觸到芬普尼。不過，飼料來源中有許多作物，被核准使用芬普尼做為病蟲害防治藥物，而在這些作物上訂有芬普尼的容許量，所以餵食後的禽類所產下的蛋中即可能會有芬普尼殘留。

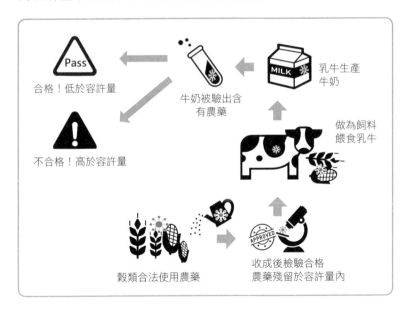

Pass 合格！低於容許量

不合格！高於容許量

牛奶被驗出含有農藥

乳牛生產牛奶

做為飼料餵食乳牛

穀類合法使用農藥

收成後檢驗合格農藥殘留於容許量內

也就是說，**當動物性產品被驗出有農藥殘留，可能是來自動物飼料中的農藥殘留**。其實，飼料作物在田間栽培收成後，雖然用來餵養動物，但作物上殘留農藥容許量也必須合法。當使用合法農藥殘留的飼料餵食動物，經動物的代謝或累積後，在最終的動物性產品中出現殘留，這樣的殘留是否會對消費者造成危害呢？

當然還是要看容許量。

國際上已訂定芬普尼（Fipronil）於動物源產品之殘留標準；雞蛋方面，芬普尼的容許殘留量於國際食品法典委員會（Codex）訂為 0.02 ppm，美國是 0.03 ppm，日本、澳洲是 0.02 ppm。我國主管機關同樣也在經過評估後，訂定〈動物產品中農藥殘留容許量標準〉，以禽蛋中芬普尼為例，所規範的殘留容許量為 0.01 ppm。而與農作物上農藥殘留容許量訂定的情形相似，這個容許量，並不是代表禽類動物就可以使用芬普尼，也不表示禽蛋內都會含有這個量的芬普尼。

其實，由於殘留容許量訂定的原則及方法都是有科學根據的，所以消費者對於動物產品的關注，或許並不需要執著於容許量數值的訂定，而是應該要將關注重點放在主管機關的管理作為是否有真正落實。（目前規定標準是由食藥署公告，抽樣查驗的工作則由食藥署與農委會負責。）

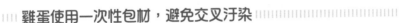

雞蛋使用一次性包材，避免交叉汙染

為避免動物性產品在製造、加工、調配、包裝、運送、貯存、販賣過程中產生汙染，最近一個例子是 2016 年農委會推動生鮮禽蛋應使用一次性裝載容器或包材，而原先在傳統市場散裝銷售或早餐店中常見那種裝很多蛋的大型塑膠箱則停止使用，其實之所以推動一次性包材，就是因為塑膠箱容易殘留雞屎或髒汙，主要基於衛生問題的考量。

另外，食物中的汙染物質、微生物、微生物產生的毒素等等，都會對我們的健康造成威脅，主管機關針對這些物質也都訂有標準，例如〈食品中汙染物質及毒素衛生標準〉規定了食品內所含重金屬限量、真菌毒素限量，以及其他汙染物質與毒素之限量。這些汙染物質是食品於製造、加工、調配、包裝、運送、貯存、販賣中產生或汙染者，或者因環境造成的汙染，並非有意添加而存在於食品中。

＊　＊　＊

一般畜產品中含有重金屬可能性較低，
但加工製造過程產生殘留則可能發生。
以皮蛋為例，皮蛋是蛋的加工製品，利用鹼性物質醃漬來使蛋凝固。但在製造過程中，溫度與酸鹼的控制，對皮蛋的成功率有很大影響，所以為了提高製成率，常會額外添加氧化鉛、氧化銅讓製程安定。而食藥署也針對皮蛋殘留的鉛訂有 0.3 ppm 及銅 5 ppm 的限量標準。依國人的取食習慣，這些殘留的量造成健康的風險不高，民眾也可以從選購有標章的產品減少食用皮蛋的疑慮，而且現在製造的技術進步，市面上已有無鉛皮蛋的產品。

15. 吃完立刻又吐又拉，
兇手是**金黃色葡萄球菌**？

用餐後，若很快出現噁心、嘔吐、腹痛、全身倦怠和腹瀉的狀況，有可能就是金黃色葡萄球菌引起的食物中毒。

金黃色葡萄球菌（Staphylococcus aureus）因生長時聚集如葡萄串而得名，這種細菌普遍存在於人體的皮膚、毛髮、鼻腔、咽喉等黏膜及糞便中，當感染在傷口上會導致發炎或化膿。

而除了外部感染外，金黃色葡萄球菌也是引起食物中毒的病菌之一，曾有廚師因為手受傷汙染食物，造成食用者集體食物中毒的案例。這種金黃色葡萄球菌潛伏時間很短，很快就會出現症狀，正常人可以自然恢復，但若是高齡者或幼童則要接受治療照顧。

* * *

雖然金黃色葡萄球菌是普遍存在的病菌，但要造成食物中毒，必須同時有以下兩個因素存在：

1. 食用被金黃色葡萄球菌汙染的食物，而且是**會產生腸毒素的金黃色葡萄球菌**。
2. 被汙染的食物**貯存在適合產生腸毒素的環境中**一段時間，以致於產生毒素。

一旦產生腸毒素，就很難消滅，因為腸毒素可以在乾燥環境中存活數月，若要利用高溫殺菌，則

須持續煮沸 2 小時才會被破壞。

此外，也要注意乳製品。乳牛若有乳腺炎，可能會經由汙染牛乳，造成其他乳製品遭受汙染。

* * *

無論是店家或用餐者都不希望遇上食物中毒的慘劇，所以要注意：

1. 為避免經由人與食物的接觸造成汙染，店家調理食品時，最好請員工佩戴衛生帽子及口罩，並隨時保持手部清潔；身體有傷口、患咽喉炎或濕疹的人要避開調理食品的工作。

2. 外食時，注意店家處理食物是否符合衛生原則。

3. 調理食品所用的器具應確實保持清潔。

4. 食品不要放太久，盡量在短時間內吃完。如果未能馬上食用，短期間（兩天以內）可於 5℃以下冷藏保存，若預計會擺超過兩天，則務必放到冰庫冷凍。

16.水中游的魚兒也有**毒物殘留**？

　　水產品中含孔雀綠（Malachite green），這大概是水產品最常被媒體報導的藥物殘留新聞。2012年自中國進口的大閘蟹、2015年外銷日本的鰻魚，到2016年的大賣場海產被驗出，也都是因為孔雀綠的殘留。

　　孔雀綠曾經用於水產養殖，是一種可有效減少真菌感染、殺死微生物並預防傷口感染的藥物。但因研究指出孔雀綠具有致畸胎的可能，我國環境保護署將孔雀綠歸類為「第四類毒性化合物」進行毒化物的管理。（臺灣目前僅允許孔雀綠用於「觀賞魚類」的治療與疾病預防上。）而且，不僅我國，其他國家如日本、美國、加拿大、歐盟、泰國及中國，在食用水產品上是不可以使用，也不可以殘留孔雀綠的。目前歐盟以2 ppb為水產品上孔雀綠的殘留限量，臺灣則以方法檢出限量[2]（Limit of quantitation, LOQ）0.5 ppb為水產養殖食用魚的殘留限量。

* * *

　　此外，**甲基汞**（Methylmercury）造成1956年日本熊本縣發生水俁病，當時嚴重的傷亡引起全世界對於汞危害問題的重視。甲基汞具有生物累積性

2　檢出限量是表示，分析技術上能做出準確定量的極限。不代表可以使用。所以，不可以殘留不等於不可檢出。有時候是指不可以高於定量極限。

（Bioaccumulation），會經由食物鏈及生物累積的方式殘留在海洋中大型魚類體內（像是鯊魚、旗魚、鮪魚及油魚等）。因此，大量且長期的吃這類魚種會對健康帶來風險，而食藥署為此也對大型魚類訂定了〈魚類攝食指南〉提供民眾參考。

孕婦與兒童魚類攝食指南

在藥物食品安全週報第 638 期〈魚類攝食指南〉中，對於孕婦及育齡婦女魚類攝食量提出建議：

「每週宜至少均衡攝食 7～9 份（245～315 公克）的各種魚類。避免攝食鯊魚、旗魚、鮪魚及油魚。如攝食，每週以攝食不超過 2 份（70 公克）之旗魚、鮪魚及油魚，或每週攝食不超過 1 份（35 公克）之鯊魚為宜。」

而針對兒童另外建議：

「1～3 歲兒童，每週宜至少均衡攝食 2 份（70 公克）的各種魚類；4～6 歲兒童，每週宜至少均衡攝食 3 份（105 公克）的各種魚類。避免攝食鯊魚、旗魚、鮪魚及油魚。如攝食，每個月以攝食不超過 1 份（35 公克）為宜。」

*一份魚肉 =35 公克，成人三指併攏後之大小及厚度約為一份。

＊ ＊ ＊

一般人以為甲醛（Formaldehyde）就是防腐劑福馬林（Formalin），精準的說法為福馬林是將甲醛用水稀釋成 37% 的水溶液，也稱為甲醛水溶液。之前曾經發生過進口的軟絲、墨魚、章魚類水產被驗出甲醛殘留，由於甲醛是致癌物質，因此受到大

家的注意，這些被列為不合格的水產，通常就會被海關攔截，不會進入市場。

有些被驗出的甲醛是商人為了保鮮防腐刻意添加，但據研究水產品本身會自然代謝出甲醛，例如深海中的生物，會使用氧化三甲胺（Trimethylamine N-oxide, TMAO）來平衡體液與體外海水的滲透壓差，並且會分解出甲醛。這類水產如果保存不當，在不新鮮的狀態下就會分解產生甲醛。

所以，要避免吃下殘留甲醛的水產品，要注意以下幾點：

1. 購買時一定要注意是否新鮮。

2. 甲醛可以溶於水，所以軟絲、墨魚類水產品在烹煮前用流動的清水反覆沖洗，可去除甲醛物質。

3. 加熱烹煮也可以去除甲醛。記得烹煮時，打開鍋蓋，開啟排油煙機，讓甲醛揮發散去。

17. 吃**河豚和貝類**竟是大冒險？

　　只要提到海產本身含有毒性，大部分的人都會想到河豚，而且聚積在河豚肝臟與卵巢等器官中的河豚毒素（Tetrodotoxin），是劇毒，這種神經性毒素的急毒性，若以半數致死劑量來比較，約為氰化物的千倍，人們一旦中毒，很快會感到麻痺、癱瘓，最後窒息而死，至今仍沒有解毒劑可用。

　　但由於河豚肉非常鮮美，因此，還是有不少人會「拚死吃河豚」，尤其在日本，他們對河豚的研究非常深入，而且不是每個人都能賣河豚料理，必須經過嚴格訓練且領有執照的廚師才有資格。

　　河豚體內毒素來源有兩種：一是本身會合成；二是牠們所吃的食物，如海星、貝類、扁蟲等原本就帶毒。近年來，有人說用無毒餌料飼養的河豚無毒，但並沒有絕對的證據。所以，想要享用美味的河豚肉，還是要冒點生命危險。

　　科學家發現除了河豚外，海中還有其他生物體內也有河豚毒素，例如蝦虎魚、藍紋章魚或中大型螺類，因此，最好不要食用不熟悉或來路不明的海產，以免有中毒之虞。

＊　＊　＊

　　西施舌是大家熟悉的海產，但早期曾經發生食用西施舌中毒的事件，經過調查發現，是麻痺性貝毒（Paralytic shellfish poison, PSP）所造成，其毒性

不低於河豚毒素。

　　藻類毒素藉由食物鏈進入甲殼動物，如蟹類、螺類、貝類，由於這類無脊椎動物對毒素耐受性較高，因此會將毒素蓄積在體內，當人攝食後就會中毒。由於文蛤、牡蠣、西施舌、孔雀蛤等貝類是人們常食用的水產，不可不慎。雖然近幾年並無案例出現，但還是小心為上，千萬不要自行捕捉貝類食用，也不要食用無法確認安全的貝類。

|||| 防治食品中毒專區 |||||||||||||||||||||||||||||||||||||||||

由口入而引發的急性症狀，很多是因食品衛生引起的食物中毒。因此，主管機關食品藥物管理署設有防治食品中毒專區，分別針對各類型的食物中毒進行宣導。（https://www.fda.gov.tw/TC/site.aspx?sid=1816）民眾謹記預防食物中毒的五重要原則：1.要洗手；2.要新鮮；3.要生熟食分開；4.要澈底加熱；5.要注意保存溫度。最後，提醒大家發生食物中毒的現象或症狀時，應迅速就醫。

防治食品中毒專區

18.生食海產很容易遇到**腸炎弧菌**！

　　腸炎弧菌（*Vibrio parahaemolyticus*）生存在溫暖的海域，具厭氧與嗜鹽性，常棲息於海底，而以貝類及蝦類最容易被汙染。腸炎弧菌在適宜的生長溫度中（30～37℃）繁殖速度很快，大約12～18分鐘內即可增加一倍，只要食物受到少量的汙染，短時間內就會增加到足以致病的菌量，所以不但是臺灣發生食品中毒事件的頭號肇因，聽說到東南亞一帶旅行時，如果有人食物中毒，也多半與腸炎弧菌脫不了關係。

　　與金黃色葡萄球菌迅速發病的狀況不同，通常會潛伏10～12小時，患者才感到腹痛、頭痛，出現上吐下瀉、發燒等症狀，要盡速就醫治療，補充電解質，通常3天後就會恢復。雖然無性命之憂，但外出遊玩或喜慶宴席遇到這樣的事情，還是難免會有些掃興。

　　一般由腸炎弧菌引起中毒的食物多為魚、蝦、貝類，所以外出用餐時，最好選擇有信譽的店家。若是自己料理時，則需要注意以下重點：

1. 處理食品廚具，如刀、砧板或抹布、鍋碗瓢盆等器具，以及雙手，在處理食物前後都要做好清潔工作。最好可以區分用於生鮮與熟食，器具也要分開放置，以免交叉感染。

2. 腸炎弧菌具嗜鹽性，用流動的自來水充分清洗，

可以去除大部分。

3. 腸炎弧菌不耐低溫，在 10℃ 以下不易生長，所以將食物冷藏低溫處理，就能抑制繁殖。

4. 腸炎弧菌不耐熱，可利用加熱殺菌—— 60℃ 約 15 分鐘，80℃ 約 1 分鐘可滅菌，因此只要將海產煮熟，就可以避免腸炎弧菌感染。

5. 煮熟的食物必須保存於較高溫度（高於 60℃），或是迅速冷藏至低溫下（7℃），以抑制腸炎弧菌的生長。

19. 不是過敏，是**組織胺中毒**

　　不少人在食用海鮮後，沒多久就出現蕁麻疹、面部或嘴唇紅腫、全身發癢，甚至是呼吸失調等狀況，看似食物過敏，但過往卻從來沒有過敏現象，或許會認為吃到不新鮮的海產，此時就要懷疑是否是組織胺引起的食物中毒。

　　回想一下剛才是否有吃過「青皮紅肉魚」？因為一般較容易造成組織胺中毒的，包括旗魚、鯖魚、秋刀魚和鮪魚這些體內含有高量組胺酸（Histidine）的魚類。這些魚若保存不當，受到細菌汙染，細菌的酵素（Histidine decarboxylase）就會將組胺酸分解成組織胺。一旦魚肉受到汙染，產生組織胺後，加熱或冷藏可消滅細菌，卻無法破壞組織胺，故從捕撈上岸就要適當冷藏保鮮，以避免魚肉腐敗。

＊　＊　＊

　　除了鮮魚外，香港也曾針對魚罐頭做過檢測，發現當魚罐頭打開後，組織胺就會大量增加，因此即使是熟食，也要注意儲藏環境，最好隨時冷藏，一兩天吃不完就捨棄，以免造成食物中毒，反而得不償失。

　　而要預防魚肉產生組織胺，最好是去除內臟，全程低溫冷藏處理，避免放置在超過20℃以上的環境，消費者購買鮮魚時不妨也以此指標，選購冷

藏或冷凍水產較為安全。若外食選擇餐廳，除了現場觀察店家保存與處理環境外，現在網路資訊很發達，隨時都可以上網查詢，找到有信譽的優良店家。

|||| 組織胺中毒症狀 |||||||||||||||||||||||||||||||||||||||||||||||||||||||||||||||||

組織胺中毒的症狀與過敏類似，以下為常見的症狀：

1. 皮膚方面：面部與口腔泛紅、黏膜與眼瞼結膜充血、出現蕁麻疹、全身灼熱、身體發癢等。
2. 腸胃道方面：會有噁心、嘔吐、腹痛、腹瀉等。
3. 心血管方面：心悸、脈搏快而微弱、血壓降低等。
4. 呼吸方面：胸悶、喉嚨不適、呼吸困難等。
5. 神經方面：頭暈、頭痛、視力模糊、口渴、口舌及四肢麻木等。

||||||||||||||||||||||||||||||||||||||||||||||||||||||||||||||||||||||||||||||||||||||||

20. 只要保持衛生就能對抗的桿菌家族！

　　病原性大腸桿菌（Enteropathogenic Escherichia coli）是人類和其他溫血動物腸道中自然存在的細菌，食物中如果出現大量的大腸桿菌，就表示這些食物直接或間接的受到糞便汙染，因此，大腸桿菌的菌數量被做為飲用水及食品衛生的標準。

　　大部分的大腸桿菌是「非病原性」，只有少部分「病原性」大腸桿菌會引起腹瀉症狀。出外旅遊最常造成「旅行者腹瀉」的元兇就是大腸桿菌。

　　只要做好衛生管理、盡量減少暴露，基本上就能避免感染到大腸桿菌。如：

1. 避免水源受到汙染。
2. 飲用水煮沸、食物經加熱處理，就可以殺死大腸桿菌。
3. 食品器具及容器應徹底清潔及消毒。
4. 勤洗手，上完廁所、進食前或者準備食物之前都要記得將手洗淨。
5. 不食用生的或未煮熟的牛肉，也不飲用未滅菌的牛乳。

＊　＊　＊

　　仙人掌桿菌（*Bacillus cereus*）在環境中分布廣泛，可由細菌本身或由細菌產生毒素導致食品中毒，引起的中毒症狀分為嘔吐型及腹瀉型兩類。

仙人掌桿菌容易經由灰塵及昆蟲傳播而汙染食品。汙染後，除了米飯有時稍微發黏，大多數受汙染食品的外觀都很正常，因此很容易毫無戒心的繼續食用。當食物冷藏溫度不夠低，仙人掌桿菌就會大量繁殖並產生毒素，若食用前未經徹底加熱，就會導致食物中毒。

‖‖‖ 正確洗手 5 步驟 ‖‖‖‖‖‖‖‖‖‖‖‖‖‖‖‖‖‖‖‖‖‖‖‖‖‖‖‖

洗手除了可預防大腸桿菌感染外，還能預防腸病毒等傳染病。但必須用正確的方式才有效用。

正確的洗手方式有 5 個步驟：

1. 濕：在水龍頭下把手充分淋濕，包含手腕、手掌和手指。
2. 搓：抹上肥皂，搓洗雙手的手心、手背、手指、指尖、指甲及手腕，最少要洗 20 秒。
3. 沖：用清水將雙手徹底沖洗乾淨。
4. 捧：（洗手前開水龍頭時，實際上已汙染了水龍頭）捧水將水龍頭沖乾淨，或用擦手紙包著關閉水龍頭。
5. 擦：以擦手紙將雙手擦乾。

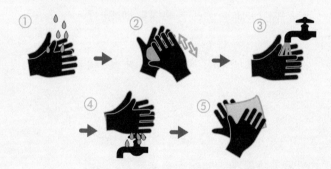

即使都被仙人掌桿菌汙染，不同的食物，引發的中毒症狀也不同，例如引起嘔吐型中毒狀況的食物，大都是放置室溫時間過長的煮熟米飯或澱粉類製品；而引起腹瀉型中毒狀況的食物，多半是被汙染的肉類或乳製品。

　　預防的方法很簡單，食物要加蓋或封存，降低被灰塵或病媒汙染的機會。烹調好的食物不要放太久，盡量在短時間內吃完，如果未能馬上食用，兩天內能吃完就放冰箱冷藏保存，若會超過兩天最好是放進冰庫冷凍。

* * *

　　沙門氏桿菌（Salmonella）是廣泛存在於動物界的一種微生物，經由人、貓、狗、蒼蠅、蟑螂、老鼠等接觸而汙染，所造成食物中毒事件數量常高踞前三名。受汙染食物多為肉、蛋、乳、魚等動物性食品或高蛋白質植物性食品，如豆製品。避免感染的方法有：

1. 加熱後再吃。沙門氏桿菌不耐熱，煮沸 5 分鐘即可將其殺死。但加熱後的食品應避免接觸未加熱的食物。
2. 處理生食及熟食的器具勿混用，必須分開放置。
3. 注意個人衛生，接觸食品前，手部要確實清洗。
4. 防止傳播的病媒，如鼠、蠅、蟑螂等接觸食物。
5. 過期或腐敗食物及曾被鼠、蠅、蟑螂沾染的食物都不可食用。

加工食品

　　在工業時代來臨前，食物保存困難，在地生產食物多半由當地民眾直接消費食用，因此大部分食物都是新鮮取食，若需要再製，則是以傳統醃製或是發酵製作，目的就是方便保存。但步入工業時代後，食物生產透過工業化的方式，使用大型設備將食物材料集中進行加工生產，再將製造完成的食品包裝、運送、貯放、販賣。

　　為讓食品在上述過程維持一定的品質或外觀，添加原來不在食物中的成分，以維持品質或外觀，這就是食品添加物其中一種目的。加上在食安問題尚未被普遍重視之前，消費者對於食材選購常陷入一種迷思，例如顏色要白或鮮艷，口感要 Q 或脆等，於是在食材本身無法達到效果之際，商人就使用化學添加物因應符合消費者的需求。

　　但由於食品添加物常涉及食安事件，使得加工食品屢屢被放大檢視，消費者也愈來愈注意這類食品的安全問題。添加物可能是使用天然物來源或是化學合成的，而且有好、有壞或有毒，要了解食品添加物通常是有目的而有意添加到食物中，因此不能一竿子打翻全部的添加物，還是需要深入了解，才能趨吉避凶。

21. 食品添加物是必要之惡?

　　雖然我們常聽長輩說那個東西有防腐劑;或是說什麼東西特別香,是有加香料;甚至看到顏色鮮豔的,就會說是有染色,並一再告誡不能吃……但事實上,某些食品添加物是有其必要性的,例如為了達到防腐、殺菌、抗氧化等目的,許多食品添加物是經過安全性評估,合法允許使用的。

　　而且**可合法使用的每一種食品添加物都訂有限量標準**(莫忘「劑量決定毒性」)。此一限量標準,必須參閱動物安全性試驗資料、國際間相關法規標準與准用情形、各種食品添加物品項之理化特性、加工用途及其使用之必要性、使用食品之種類與範圍、加工製程及添加量等具體文獻資料,並且考量國人飲食習慣及健康風險等情況,經審慎評估後據以訂定。因此,業者在產製食品時,如果依使用限量規定合法添加食品添加物,並不至於造成消費者健康危害。

　　其實,食品添加物最初主要是使用來自其他食物的天然成分,後來隨著食品科技快速發展,才以化學合成製造出與食物的色、香、味及營養成分相同的化學物質,在食品製造或加工過程添加,以達到各種效果。

　　依照〈食品安全衛生管理法〉第三條第三項,「食品添加物」係指為食品著色、調味、防腐、漂

白、乳化、增加香味、安定品質、促進發酵、增加稠度、強化營養、防止氧化或其他必要目的，加入、接觸於食品之單方或複方物質。複方食品添加物使用之添加物僅限由中央主管機關准用之食品添加物組成，前述准用之單方食品添加物皆應有中央主管機關之准用許可字號。

* * *

由於民眾普遍認為顏色鮮豔的食材是比較新鮮，這不啻鼓勵了廠商使用添加劑，例如市面上有些乾燥金針為避免產生褐變，合法的可以使用亞硫酸鹽類化學物做為漂白劑，以維持商品外觀品相。而使用了亞硫酸鹽後，會在金針上殘留二氧化硫，如果殘留量在 4 g/Kg 以下，則為合法。

近年來，食品添加物開始受到檢討與檢視，甚至政府也主動列管追蹤毒化物，2017 年環保署化學局為減低化學物質不當流入食品的風險，公告了 13 種可能非法添加於食品的化學物質為毒性化學物質，未來無論製造、輸入、使用、販賣都必須申請核可，並且定期申報運作情形。在容器包裝上也要標示「禁止用於食品」，以降低誤用的可能。

這 13 種公告列管的毒化物，大家應該都曾在新聞中聽過，像是讓紅湯圓更喜氣鮮豔的「玫瑰紅 B」（Rhodamine B）、添加於豆干的「皂黃」（Metanil yellow）、使潤餅皮不易破的「吊白塊」（甲醛次硫酸氫鈉的俗稱）、紅茶中的「香豆素」

（Coumarin）、讓粉圓變 Q 的「順丁烯二酸酐」（Maleic anhydride）等，其他分別為孔雀綠、對位乙氧基苯脲、溴酸鉀、富馬酸二甲酯、苄基紫、二甲基黃、三聚氰胺、α-苯並吡喃酮等，多半是添色或加強口感的化學物，而這種添加物當然就要盡量避免。

* * *

上述被列入毒化物名單的化學物，有些甚至是工業色素染料被非法使用而流入食品的事件。以 2018 年加入列管毒化物名單的「蘇丹色素」為例，本為工業應用於家具漆、鞋油、地板蠟、汽車蠟和油脂的著色染料，雖然不便宜，但不易褪色，國外卻發生添加於辣椒粉、辣椒醬及鹹蛋黃等食安事件，而國內因政府主動抽驗，2017 年亦在市售鹹鴨蛋中驗出。

以往大家總是比較喜愛魚丸脆彈，吃起來美味可口，但後來才知道這種口感來自裡面所添加的硼砂（Borax），硼砂主要的成分是硼酸鈉，世界各國多禁用，但在臺灣許多傳統食品的製造卻常用到硼砂，例如年糕、油麵、燒餅、油條、餅乾、脆麵等；而在水產品方面，蝦子也常用硼砂防止蝦頭變黑，保持色澤美觀，掩飾蝦子的不新鮮。但也一樣是非法的。

由於食品添加物的使用，是以正面表列方式來規範，即使是合法可使用的添加物，也要依照表列

的食品品項、使用範圍及限量來添加。因此，消費者是很難用感官去判斷它們是否符合規範。所以平常購買食材時，最好不要買散裝，留意包裝上是否有合格標示。若不得已買散裝時，不要過度要求顏色鮮豔，盡量注意味道與質感是否正常等，以避免買到有非法添加物的食材。

合法十七類食品添加物

衛生福利部針對食品添加物訂定了〈食品添加物使用範圍及限量暨規格標準〉，正面表列十七類的食品添加物，分別為：（一）防腐劑；（二）殺菌劑；（三）抗氧化劑；（四）漂白劑；（五）保色劑；（六）膨脹劑；（七）品質改良用、釀造用及食品製造用劑；（八）營養添加劑；（九）著色劑；（十）香料；（十一）調味劑；（十一之一）甜味劑；（十二）粘稠劑（糊料）；（十三）結著劑；（十四）食品工業用化學藥品；（十五）載體；（十六）乳化劑；（十七）其他。想要進一步了解可以上網查詢。
https://consumer.fda.gov.tw/fdalaw/index.aspx

食品法規

22. **防腐劑**惹了什麼禍？

　　在 2018 年 8 月臺北市政府公布的「市售豆製品專案抽驗」中，抽驗了 97 件產品，有 3 件不符規定。其中 2 件板豆腐違規添加防腐劑苯甲酸、1 件豆干檢出防腐劑、殺菌劑過氧化氫呈陽性。大家心裡面一定會想著「又是防腐劑惹的禍！」，並對防腐劑充滿厭惡。

　　但有時防腐劑為必要之惡，例如醃製食品的目的是為了食品保存，但如果處理不當，未消滅或抑制造成人們食物中毒的微生物，或是在醃製過程中受汙染，造成的危害性可能比防腐劑更嚴重。

　　因此要有一個概念：**防腐劑是可以使用的，只是在用量與用法上要遵守法規。**

　　以「苯甲酸」（Benzoic acid）而言，為可合法使用防腐劑，可用於「豆皮豆干類」產品，其用量為 0.6 g/Kg 以下，但不得使用於「豆腐類產品」，包括板豆腐、凍豆腐、油豆腐、臭豆腐等及豆漿。「過氧化氫」（雙氧水 H_2O_2）可做為食品殺菌劑，依據食品添加物使用範圍及用量標準規定使用，具有漂白、防腐等用途，但食品中不得殘留。所以查驗的非法部分並不是防腐劑本身，而是用於禁止的食品，以及發現殘留。

　　以食品添加物而言，就消費者的角度，與其擔心食物中是否有添加防腐劑、抗氧化劑或是其他食

品添加物，不如去了解食品添加物的種類有哪些，它們被允許用在什麼食品中，而使用多少是正確且合法的。

* * *

如前所述，有許多食品添加物是經過安全性評估，合法允許使用的，且每一種食品添加物都訂有限量標準，以衛生福利部公告之〈食品添加物使用範圍及限量暨規格標準〉中第一類防腐劑編號 001 的「己二烯酸」為例，請參見右頁範例及說明。

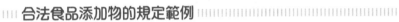

合法食品添加物的規定範例

己二烯酸（2,4-Hexadienoic acid）又稱為山梨酸（Sorbic acid），是一種天然有機物質，最早在 1859 年由 A. W. von Hofmann 自植物 Rowanberry 油中蒸餾出來，大約在 1940 年發現具有抑制微生物的作用，1950 年左右開始商業化應用。現今的山梨酸雖然都是人工的方式合成製造，但其化學構造與天然來源的完全相同，因此，在規定範圍及限量下使用，並不用擔心。

編號	001
品名	己二烯酸（Sorbic acid） H_3C 〜〜〜 OH
類別	（一）防腐劑
使用食品範圍及限量	1. 本品可使用於魚肉煉製品、肉製品、海膽、魚子醬、花生醬、醬菜類、水分含量 25% 以上（含 25%）之蘿蔔乾、醃漬蔬菜、豆皮豆干類及乾酪，用量以 Sorbic acid 計為 2.0 g/Kg 以下。 2. 本品可使用於煮熟豆、醬油、味噌、烏魚子、魚貝類乾製品、海藻醬類、豆腐乳、糖漬果實類、脫水水果、糕餅、果醬、果汁、乳酪、奶油、人造奶油、番茄醬、辣椒醬、濃糖果漿、調味糖漿及其他調味醬，用量以 Sorbic acid 計為 1.0 g/Kg 以下。 3. 本品可使用於不含碳酸飲料、碳酸飲料，用量以 Sorbic acid 計為 0.5 g/Kg 以下。 4. 本品可使用於膠囊狀、錠狀食品，用量以 Sorbic acid 計為 2.0 g/Kg 以下。

※ 參考資料來源：FDA 食品藥物消費者知識服務網

23. 肉毒桿菌致命率第一

肉毒桿菌（*Clostridium botulinum*）跟仙人掌桿菌一樣，都是自然界中廣泛分布的菌種，在土壤、水及動物的排泄物中都可以發現。肉毒桿菌會分泌毒素，且在所有細菌性食品中毒的案例裡致命率名列第一。

食因型肉毒桿菌中毒是因為攝食到肉毒桿菌毒素而發生中毒。食品產生毒素的主要原因，是在食品加工過程中被肉毒桿菌汙染後，沒有確實低溫貯存，加上殺菌不完全，造成肉毒桿菌生長與毒素產生。其次肉毒桿菌容易在低酸（pH>4.6）厭氧狀態下生長，因此像罐頭、香腸、火腿、燻魚等肉類加工品或真空包裝豆干製品等，以低氧狀況來保存食品的方式，也是適合肉毒桿菌生長並產生肉毒桿菌毒素。

腸道型肉毒桿菌中毒是因為肉毒桿菌由口而入，在人體內孳生並產生毒素而發生中毒，原因在於人體的腸道也是一個適合肉毒桿菌生長的低酸厭氧環境，食入了肉毒桿菌芽胞後，在腸內增長並產生毒素。由於一歲以下嬰兒免疫系統尚未健全，且腸道菌群亦未發展完全，所以很容易受影響。成人則是在腸道微生物群改變時才會受到影響。

* * *

要避免肉毒桿菌中毒，從食品加工製造過程就

要開始注意，使用的原料確實洗淨，並做好殺菌；製作肉製品時，適當應用可抑制肉毒桿菌生長的硝酸鹽或亞硝酸鹽。

其次，一般人要注意以下幾點：

1. 肉毒桿菌毒素不耐熱，處理食材時，只要能徹底加熱，即可消除毒性。家庭醃製食品時，須煮沸至少 10 分鐘，以破壞肉毒桿菌毒素。

2. 盡量將食物維持在 pH 4.6 以下，以抑制肉毒桿菌的孳長。

3. 外觀有異樣的罐頭製品不可食用，開罐後有異味也切勿食用；真空包裝不易用高溫殺菌處理，要注意是否有妥當的冷藏保存。

4. 肉毒桿菌毒素孢子廣泛分布在自然界，連蜂蜜中也可能存在，所以一歲以下嬰兒不可餵食蜂蜜，以杜絕造成腸道型肉毒桿菌中毒的可能。

非傳統食材

除了一般我們日常食用的那些食物外，有很多「非傳統食材」在早期並無相關的規範，所以有許多這類食材的功能都是口耳相傳，例如降火氣、通血路等，當時若要使用這些非傳統性食品原料來生產製造食品，就依照〈國產食品產製前配方審查〉提出審查申請，審查核定後將結果公告，以供各界查詢。

但自 2005 年以後，當時的衛生署主動將之前完成審查的這些資料彙整成〈可供食品使用原料彙整一覽表〉，目前可上衛生福利部食品藥物管理署網站查詢，這份資料包括了許多我們雖然很熟悉也很常使用，但卻不屬於我們日常食用的「傳統食材」，並將其分類成草、木本植物類；草、木本植物類來源製取之原料；藻類及其來源製取之原料；菇蕈類；微生物及其來源製取之原料；海洋動物、水產類、爬蟲類及其來源製取之原料；昆蟲及其來源製取之原料；禽、畜類及其來源製取之原料；其他等。

這些非傳統食材的問題不在於「知道」有哪些毒。因為如果已知成分中含那些有毒物質，當引起毒害時，一般人就會有警覺性，避免食用。所以非傳統食材主要問題在於我們「不知道」有哪些毒性物質。因此，為保障取食安全，主管機關才會針對這些非傳統食材進行評估。

24. 退火**青草茶**到底能喝不能喝？

　　民間有許多功能性的食材，多半是草藥類，當飲料、做補品非常的生活化，但因為不常食用，大多數人都不清楚這些食材的特性。喝一杯青草茶，裡面有多種成分，究竟是藥還是毒？也曾有人喝過量中毒而送醫。

　　其實青草茶多半都能退火解暑，只是要注意不要喝過量。但畢竟是喝到肚子裡的，如果想了解喝下了什麼？不妨去查一下是否可食用，這樣也能喝得更安心。例如仙草，在臺灣，無論是仙草茶或仙草凍，都很容易買到，是很多人夏季的最愛，我們也常食用沒發生過問題。但如果對能否食用有疑問，可以到衛福部網站^(註)查詢，填入「仙草」，顯示仙草的相關資料，這就表示仙草是經安全評估確定食用上不會造成健康危害。若查詢的食材未出現，表示並不屬於可食用的範圍。

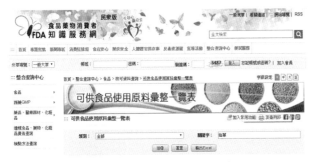

（註）衛福部「可供食品使用原料彙整一覽表」查詢網站網址為：
https://consumer.fda.gov.tw/Food/Material.aspx?nodeID=160

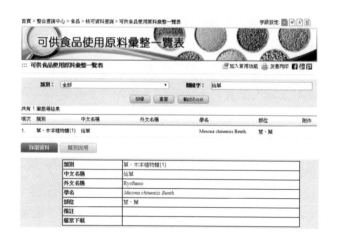

可供食品使用原料彙整一覽表

::: 可供食品使用原料彙整一覽表　　　　　加入常用功能　友善列印

| 類別： | 全部 ▼ | 關鍵字： | 仙草 |

查詢　　重置　　輸出Excel

共有 1 筆搜尋結果

項次	類別	中文名稱	外文名稱	學名	部位	附件
1.	某、木本植物類(1)	仙草		Mesona chinensis Benth.	莖、葉	

詳細資料　類別說明

類別	某、木本植物類(1)
中文名稱	仙草
外文名稱	Ryofunso
學名	Mesona chinensis Benth.
部位	莖、葉
備註	
檔案下載	

　　而與仙草性質類似的愛玉，除了列在表中外，也加上附註說明是「以成熟之果托剖開，晒乾後取下小瘦果，以紗布包裹在水中揉搓，所製得之愛玉凍可做為一般食品」。

詳細資料　類別說明

類別	某、木本植物類(1)
中文名稱	愛玉
外文名稱	Jelly fig
學名	Ficus pumila var. awkeotsang (Makino) Corner
部位	種子
備註	以成熟之果托剖開，晒乾後取下小瘦果，以紗布包裹在水中揉搓，所製得之愛玉凍可作為一般食品。
檔案下載	

　　在使用青草藥之前，不妨都上網查一下是否適合食用喔！

25. 健康食材多吃更好？

　　養生當道，大家對於健康食材都很有興趣，但也不是吃多了就好，像是日本料理中常見的紫蘇，雖然有許多研究指出，紫蘇內含對健康有助益的成分，但紫蘇含草酸，在體內容易形成草酸鈣沉積，會影響健康，用為食品原料也是經過安全評估，民眾取食時需適量。

　　另外，蘆薈也是常被用為食材。2015 年食藥署查核市面販賣使用蘆薈產品狀況，抽驗 10 款產品，有 6 款蘆薈素含量達 3000 mg/Kg 以上，疑有使用經萃取、非天然的蘆薈而要求業者下架。

　　蘆薈中含有對孕婦風險較高的成分，如果有查詢過一覽表，就會發現蘆薈的附註為「蘆薈原料需確實經完全去皮後始得加工使用，且產品販售時應加標『孕婦忌食』字樣之警語；若檢具產品經具公信機構檢驗不含『蘆薈素（Aloin）』之分析證明者，則始得免標『孕婦忌食』警語」，而純化後的蘆薈素是不可以添加到食品中的。

詳細資料	類別說明

類別	葉、木本植物類(2)
中文名稱	蘆薈
外文名稱	Aloe
學名	Aloe africana, Aloe arborescens, Aloe ferox Mill., Aloe perryi, Aloe spicata, Aloe vera(L.)N.L.Burm (Aloe barbadensis Mill.)
部位	葉
備註	蘆薈原料需確實經完全去皮後始得加工使用，且產品販售時應加標「孕婦忌食」字樣之警語；若檢具產品經具公信機構檢驗不含「蘆薈素（Aloin）」之分析證明者，則始得免標「孕婦忌食」警語。
檔案下載	

因此，民眾日常飲食上如果發現有什麼新興或
是不熟悉的食材，對食用的安全有疑慮時，應該自
行查閱此一覽表，以確實了解這些食物有沒有什麼
需要注意之處。

|||| 有關「非傳統性食品原料」法規 |||||||||||||||||||||||||||||||||

由於國人的生活水準愈來愈高，對於食物的要求已從吃得飽，進
展到吃得好，甚至要求吃得健康。許多食品功能性愈來愈多樣且
複雜，新形態的食品原料也不斷在發展，再加上各種創新加工技
術改良傳統食品原料，例如奈米技術應用在食品加工，開發具特
定成分或加強特定成分含量的新興食品原料研究等，使得這些非
傳統食品原料的安全性需要做更謹慎的評估。

衛生福利部食品藥物管理署自 2012 年起，針對非傳統性食品原
料安全性相關規範與安全性評估進行委託研究，並於 2013 年公
告〈非傳統性食品原料申請作業指引〉，其中提到「非傳統性食
品原料」定義為：
1. 於臺灣境內無食用歷史達 25 年以上；或有食用歷史，惟尚未
攝取至一定經驗程度者，如僅有某特定區域或族群之消費者
食用經驗。
2. 傳統性食品原料經由非傳統方式培育、繁殖程序或新穎之食品
加工製程，而導致食品的組成或結構改變者（不包含已訂定
規範之食品，如基因改造食品或輻射照射處理食品）。

隨著科技進步及國際貿易交流頻繁，新興食品原料愈來愈多，也
有許多傳統性食品原料經非傳統性培育、繁殖或利用新穎加工技

術改變原有組成或成分含量，而使其物理化學特性改變，這些都是屬於「非傳統性食品原料」之範疇，須經安全評估確定食用尚不致造成健康危害，因此應透過完整的資料收集，運用風險評估原則與程序，以確認非傳統性食品原料食用上的安全性。

同時，依據最新修正（2018 年 1 月 24 日）公布之〈食品安全衛生管理法〉第十五條第一項第九款，「從未於國內供作飲食且未經證明為無害人體健康」，不得製造、加工、調配、包裝、運送、貯存、販賣、輸入、輸出、做為贈品或公開陳列。所以，非傳統性食品原料須經過申請審查通過，始得製造、加工、調配、包裝、運送、貯存、販賣、輸入、做為贈品或公開陳列，並刊登於「可供食品使用原料彙整一覽表」，開放業者使用。

* * *

跳脫警覺的例外──檳榔

一般所謂的檳榔，是指其果實，食用時以荖葉包裹，或是剖開夾入荖花，以石灰調和許多香料成分做為配料。2003 年，國際癌症研究署（International Agency for Research on Cancer; IARC）將「檳榔子」歸類於第一類致癌物，即使不含任何添加物的檳榔子也會致癌。

檳榔也是一項特殊的農產品，就食用而言，嚼食檳榔對於健康有危害；就栽培環境而言，開發山坡地栽培檳榔會影響水土保持。因此，農政單位對於檳榔的種植，不輔導，不鼓勵；而衛生單位則不斷加強宣導嚼食檳榔的害處。但目前仍隨處可見檳榔的種植、販賣及食用。

食器與包裝

購買超商微波食品、熱騰騰的羹湯或者便當時,不知你是否有想過,盛裝食物的容器或包裝合格嗎?

談到毒從口入,除了食物外,因製造、加工、調配、包裝、運送、貯存、販賣中產生或汙染者,或因環境之汙染,非有意添加的這些外來物質,都可能經由食物被消費者攝取,因此在食品處理過程中,接觸到食物的器具是否乾淨、有無汙染物存在,也是食品安全與衛生非常重要的一環。

何謂食品器具及食品容器或包裝?在〈食品安全衛生管理法〉第三條第四、五兩項有對它們做了明確的定義。其中指出:

食品器具:指與食品或食品添加物直接接觸之器械、工具或器皿。

食品容器或包裝:指與食品或食品添加物直接接觸之容器或包裹物。

而食品器具、容器或包裝相關的衛生標準,主要是依據〈食品安全衛生管理法〉第十七條要求針對市面上販賣之食品、食品用洗潔劑及其器具、容器或包裝,應符合衛生安全及品質之標準,而其標準由中央主管機關定之,因此訂有〈食品器具容器包裝衛生標準〉。另外,外食人口經常使用的免洗筷,由於是直接將食物送入口中的工具,因此針對免洗筷也訂有衛生標準。

26. 食器**塑化劑**溶出問題

　　保麗龍便當盒、塑膠餐具、泡麵碗，還有各種塑膠包裝的食品……在日常生活中似乎常常出現。但許多研究陸續發現，製造塑膠使用的塑化劑在某些塑膠材質中可能因加熱溶出，若長期接觸、攝取會干擾內分泌系統，因此引起民眾的重視。

　　塑化劑是一種統稱，大約是數十種化學物質，主要添加在聚氯乙烯（Polyvinyl chloride, PVC），目前有 24 項塑化劑是環保署列管毒性化學物質（請見 P.100），其中 17 項屬於第四類毒化物。依照〈毒性化學物質管理法〉將毒物分成四類，分別是：

- 第一類「**累積性**」在環境中會蓄積、不易分解，致汙染環境或危害人體健康者；
- 第二類「**慢毒性**」有致腫瘤、畸胎或慢性病者；
- 第三類「**急毒性**」經暴露會立即危害生命者；
- 第四類「**疑似毒化物**」有汙染環境、危害人體健康之虞者。

　　2011 年臺灣爆發重大食安事件，昱伸香料公司在食品添加物起雲劑裡違法加入的塑化劑 DEHP，則是同時具有累積性及慢毒性的塑化劑成分。

　　食器會溶出哪些可能具危害性成分，與溶媒（容器盛裝的液體）、容器材料及接觸容器的條件（容器盛裝的液體溫度、酸鹼及盛裝時間長短）有關。因此，容許溶出哪些成分是以溶出試驗條件去定義。

列管編號	序號	中文名稱	英文名稱	毒性分類
068	01	鄰苯二甲酸二（2-乙基己基）酯	Di(2-ethylhexyl)phthalate（DEHP）	1,2
068	02	鄰苯二甲酸二辛酯	Di-n-octyl phthalate（DNOP）	1
068	03	鄰苯二甲酸丁基苯甲酯	Benzyl butyl phthalate（BBP）	1,2
068	04	鄰苯二甲酸二異壬酯	Di-isononyl phthalate（DINP）	1
068	05	鄰苯二甲酸二異癸酯	Di-isodecyl phthalate（DIDP）	1
068	06	鄰苯二甲酸二乙酯	Diethyl phthalate（DEP）	1
068	07	鄰苯二甲酸二烷基酯	1,2-Benzenedicarboxylic acid（DHNUP）	4
068	08	鄰苯二甲酸二烷基酯	1,2-Benzenedicarboxylic acid（DIHP）	4
068	09	鄰苯二甲酸二丙酯	Di-n-propyl Phthalate（DPP）	4
068	10	鄰苯二甲酸二異丁酯	Di-iso-butyl Phthalate（DIBP）	1,2
068	11	鄰苯二甲酸二戊酯	Di-n-pentyl Phthalate（DNPP）	4
068	12	鄰苯二甲酸二己酯	Di-n-hexyl Phthalate（DNHP）	4
068	13	鄰苯二甲酸二環己酯	Dicyclohexyl Phthalate（DCHP）	4
068	14	鄰苯二甲酸二異辛酯	Di-iso-octyl Phthalate（DIOP）	4
068	15	鄰苯二甲酸二正壬酯	Di-n-nonyl phthalate（DNP）	4
068	16	鄰苯二甲酸二（4-甲基-2-戊基）酯	Bis(4-methyl-2-pentyl) phthalate（BMPP）	4
068	17	鄰苯二甲酸二甲氧乙酯	Bis(2-methoxyethyl) phthalate（BMEP）	4
068	18	鄰苯二甲酸雙-2-乙氧基乙酯	Bis(2-ethoxyethyl) phthalate（BEEP）	4
068	19	鄰苯二甲酸己基2-乙基己基酯	Hexyl 2-ethylhexyl phthalate（HEHP）	4
068	20	鄰苯二甲酸二丁氧基乙酯	Bis(2-n-butoxyethyl) phthalate（BBEP）	4
068	21	鄰苯二甲酸二苯酯	Diphenyl phthalate（DPP）	4
068	22	鄰苯二甲酸二苄酯	Dibenzyl phthalate（DBZP）	4
068	23	鄰苯二甲酸單（2-乙基己基）酯	Mono(2-ethylhexyl) phthalate（MEHP）	4
068	24	鄰苯二甲酸單丁酯	Mono-n-Butyl phthalate（MNBP）	4

以聚氯乙烯（PVC）為例，一個合格的 PVC 產品，以水為溶媒，在 60℃（若可能用於 100℃ 以上，則溶出測試條件為 95℃）30 分鐘，溶出小分子有機物質的量，以高錳酸鉀消耗量來估算，必須低於 10 ppm 以下。若是酸性液體，則以 4% 醋酸做為溶媒測試，看在酸性液體中會不會溶出重金屬，而且溶出量要低於 1 ppm。若是一些低極性的液體（油脂類），就用有機溶劑正庚烷做溶出測試。

塑膠材料有可能含有重金屬及塑化劑，但法規對於含量與用來盛裝食物時可能的溶出量均訂有規範。含量部分，如鉛、鎘要在 100 ppm 以下；塑化劑溶出量則規範在正庚烷下溶出鄰苯二甲酸二（2-乙基己基）酯（Di- [2-ethylhexyl] phthalate, DEHP）1.5 ppm 以下。

由於消費者對於食安問題的重視，衛生福利部食品藥物管理署為讓食品業者與消費者能清楚了解塑膠產品的相關資訊，正確且安心地使用可能接觸到食物的塑膠類產品，於 2016 年 4 月 18 日公告修正〈應標示之食品器具、食品容器或包裝品項〉及〈食品器具、食品容器或包裝標示相關規定〉，自 2017 年 7 月 1 日起製造之食品器具、食品容器或包裝，若食品接觸面含塑膠材質，必須揭露該產品的材質、耐熱溫度，以及做為重複性或一次性使用等資訊，並明確告知使用該產品的注意事項，以利消費者正確使用。

● 如何選擇安全食器

目前正提倡減塑風潮，所以盡量不要使用塑膠器皿，當非得要使用塑膠製的食器時，必須注意選擇的重點。應注意產品標示內容，**選購標示完整之產品，並依標示說明正確使用**，產品上如有刮痕、霧化、缺口、破裂等情況，應立即更換。而且不僅是塑膠材質的製品或器具，所有食品容器具的「接觸面」只要含塑膠材質，都要依照〈食品安全衛生管理法〉第二十六條的規定標示。例如塑膠杯、表面有塑膠膜的紙杯，或是有一層塑膠覆膜的紙袋，都需要揭露該產品使用的材質、耐熱溫度、是否可重複使用或僅能做一次性使用等資訊。

此外，也要**從我們的直覺去判斷食器是否有異狀**，若器具、容器或包裝有變色、臭味、異味、汙染、發霉、含有異物或纖維剝落的情形，都要避免購買或是使用。

● 如何安全使用塑膠食器

1. 清潔塑膠類容器、器具時，要注意不可造成塑膠材質的刮傷，因此應避免過度激烈刷洗，要選擇柔軟材質的刷洗工具與溫和洗劑，並且不要直接在塑膠餐具上使用刀具切割食物。

2. 塑膠類容器或餐具，若有刮傷或是磨損，應立即更換，避免溶出物質；而刮傷或磨損的地方，也可能會沾染汙物或是有微生物生長。

3. 要注意塑膠材質的種類是否適合所盛裝的食物，但基本上避免盛裝高溫、過酸或是含酒精成分的食品或飲料。

4. 除非產品上有說明或是明確知道這材料可加熱使用或可微波，否則塑膠製品（包括保鮮膜或是盒子）加熱時都要注意不宜與食物直接接觸。

5. 消毒殺菌時，避免使用紫外線或是用熱水蒸煮，一旦發現有材質龜裂、變形或顏色異常的情況，應盡量避免使用。

6. 其他不合適的使用方式，例如有些店家會用塑膠袋包住盤子，再把食物直接放上面端給客人，這種做法要盡量避免，因為盛裝高溫食物時，塑膠袋易溶出有害健康的物質。

塑膠產品價格便宜、使用方便、性質多變、可依使用者需求製造出各種形態的產品,因此,自上個世紀即被廣泛用在食品包裝、食品容器具,並依照美國塑膠工業協會於 1988 年所發展出來的分類編碼分為 7 大類,也就是目前國際通用的回收辨識碼。

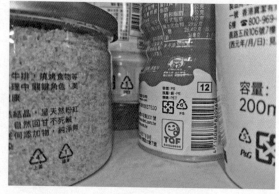

由於不同的塑膠產品,耐熱溫度及對酸、鹼、酒精、油脂等各種液體的耐受性皆不相同,所以消費者在使用之前,務必弄清楚要包裝或裝填的東西是什麼性質,再選擇符合需求的塑膠製產品,否則可能會有使用安全上的問題。

右表依照塑膠材質回收辨識碼來分辨其特性及耐熱溫度,＊耐熱溫度參考資料來源:日本塑膠工業聯盟(The Japan plastics industry federation)

• 網址:http://www.jpif.gr.jp/2hello/conts/youto_c.htm

回收辨識碼	原料材質	特性	耐熱溫度°C	常見產品
1	聚乙烯對苯二甲酸酯（Polyethylene terephthalate, PET）	硬度韌性佳、質輕、不揮發、耐酸鹼	60~85	寶特瓶、市售飲料瓶、食用油瓶等
2	高密度聚乙烯（High density polyethylene, HDPE）	耐腐蝕、耐酸鹼	90~110	塑膠袋、半透明或不透明的塑膠瓶等
3	聚氯乙烯（Polyvinyl chloride, PVC）	可塑性高	60~80	保鮮膜、雞蛋盒、調味罐等
4	低密度聚乙烯（Low density polyethylene, LDPE）	耐腐蝕、耐酸鹼	70~90	塑膠袋、半透明或不透明的塑膠瓶等
5	聚丙烯（Polypropylene, PP）	耐酸鹼、耐化學物質、耐碰撞、耐高溫	100~140	水杯、布丁盒、豆漿瓶等
6	聚苯乙烯（Polystyrene, PS）	吸水性低、安定性佳	70~90	養樂多瓶、冰淇淋盒、泡麵碗等保麗龍餐具
7	其他例如：聚碳酸酯（Polycarbonate, PC）聚乳酸（Polylactic acid, PLA）美耐皿樹脂（Melamine resin）聚甲基丙烯酸甲脂（Poly [methyl methacrylate]，PMMA, 壓克力）ABS樹脂（Acrylonitrile butadiene styrene）	PC：質輕、透明、機械強度高、耐高溫 PLA：質輕、透明 美耐皿樹脂：耐高溫 PMMA：透明、硬度低、不耐劃傷 ABS樹脂：硬度、耐熱性、耐酸鹼鹽	PC：120~130 PLA：≒50 美耐皿樹酯：110~130 ABS：70~100	PC：嬰兒奶瓶、運動水壺、水杯等 PLA：餐飲店冷飲杯、冰品杯、沙拉盒等 美耐皿樹脂：餐飲業碗盤

※ 本表摘錄自行政院環保署《綠色生活及消費指引》

依消費者使用習慣，再從被包裝物品的溫度來選擇適用的塑膠產品，每種塑膠材質耐熱範圍不同，如果選不耐高溫的材質盛裝高溫的物品，可能造成塑膠變形，嚴重甚至塑膠裡的化學物質會釋出到食物中，所以使用塑膠材質產品可先從容許的溫度範圍做正確挑選。一般常見消費者誤會塑膠產品的回收辨識碼表示耐熱度，這是錯誤的。

※ 右表就是回收碼的耐熱溫度表。

1 號材質：最常見就是寶特瓶，材質硬度大、韌性佳、質量輕、攜帶和使用方便，不透氣、不揮發、耐酸鹼，被廣泛用於填充碳酸飲料、清潔劑、洗髮精、礦泉水、食品用油、調味品、甜食品、藥品、化粧品以及含酒精飲料。

2 號材質：高密度的聚乙烯（有別於 4 號材質的低密度聚乙烯），熔點高、硬度大、耐腐蝕性液體侵蝕，許多可能具酸鹼腐蝕性的產品，像清潔劑、洗髮精、沐浴乳、食用油、農藥等，大部分都是以 HDPE 瓶填充。

3 號材質：具有高可塑性，雖然使用普遍，但大多是在非食品方面的應用，像水管、雨衣、書包、建材、塑膠膜、塑膠盒等。在食品容器上主要是礦泉水或沙拉油瓶。另外，PVC 保鮮膜使用也非常普遍，但不耐高溫，所以 PVC 材質的保鮮膜不可以微波加熱。

4 號材質：常見的塑膠袋使用材質，也常用來做保鮮膜材料，較 3 號材質耐熱，雖然可微波，但仍要避免跟食物直接接觸。

5 號材質：耐熱性很好，可直接蒸氣消毒，大型容器（像水桶、垃圾桶、洗衣籃等）多是以這種材質製造。臺灣民眾偏好熱食，若要用塑膠材質盛裝，PP 是最理想的材料，所以 PP 材質的免洗餐具在臺灣很普遍，像「辦桌」或是一些大型餐宴上用的紅色塑膠碗，還有便利商店盛裝微波食品的塑膠盒，都是以 PP 做成的。

塑膠產品	適用溫度範圍℃										常見應用
	50	60	70	80	90	100	110	120	130	140	
♳ PET	■	■	■	■							碳酸飲料、清潔劑、洗髮精、礦泉水、食品用油、調味品、甜食品、藥品、化粧品以及含酒精飲料等填充容器
♴ HDPE					■	■	■				清潔劑、洗髮精、沐浴乳、食用油、農藥等填充容器
♵ PVC	■	■	■								水管、雨衣、書包、建材、塑膠膜、塑膠盒、礦泉水或沙拉油瓶、PVC 保鮮膜
♶ LDPE				■	■						塑膠袋、保鮮膜
♷ PP						■	■	■	■		水桶、垃圾桶、洗衣籃、免洗餐具、微波食品塑膠盒
♸ PS			■	■	■						養樂多瓶、水杯、保麗龍、泡麵碗、咖啡杯、冰淇淋盒、蛋糕盒、保冷飲料杯
♹ PC							■	■			
♹ PLA	■										
♹ 美耐皿						■	■	■			
♹ 壓克力		■	■	■							
♹ ABS			■	■	■						

6 號材質：不耐熱、酸、鹼，常見用在養樂多瓶、水杯、保麗龍。PS 材料常用於建材、玩具、文具等，還有包裝填充的緩衝材料；發泡後則廣泛用於保麗龍免洗餐具，或以模具發泡成型的泡麵碗、咖啡杯、冰淇淋盒、蛋糕盒、保冷飲料杯等。這些餐具基本上並不適合裝溫度可能超過 100℃以上的食物，尤其是油炸食品，要等冷卻再盛放，更不可以用保麗龍容器裝油炸食物，放到微波爐裡加熱。

7 號材質：種類很多，耐熱特性差異也很大，可依使用材質耐熱程度來做選擇。以回收辨識碼 7 號的其中一個材質聚乳酸（Polylactic acid, PLA）為例，這是自玉米轉化製造的材料，由於可在環境中自然分解，具有環保概念，因而被廣泛利用。這個材料耐熱溫度極低，大約 50～60℃，不適合裝高溫食品或需要加熱的食物，但可用來製造刀叉、湯匙、杯盤與塑膠袋等，或是用於裝冷藏食品。

另外一個辨識碼 7 號的美耐皿樹脂（Melamine resin），普遍用於餐具製作，因為硬度夠、耐摔、質地輕，市面上餐廳很多以這個材質的餐具取代陶瓷製品。但由於美耐皿是以三聚氰胺及甲醛為原料製成，所以要特別注意用來裝食品會不會有三聚氰胺溶出？目前主管機關針對以甲醛為合成原料之塑膠類食品容器具及包裝訂有衛生標準，其中管制項目「甲醛」及「酚」均為陰性。三聚氰胺溶出限量標準為 2.5 ppm，也就是合格的美耐皿容器都是符合這個標準。

27. 紙容器也有**塑化劑**溶出？

　　雖然紙製作的食器聽起來讓人安心，但一般紙製餐具不會只有紙的成分，由於紙的防水性不佳，為了讓紙具有較好的防水特性，可盛裝食物或是飲料，大部分紙製食品容器都會在紙的內層（會跟食物接觸的面）塗上「蠟」或是「塑膠淋膜」，所以仍然有可能會產生「毒」的問題。

＊　＊　＊

　　一般塗蠟，用的雖然是食用蠟，少量吃進去也不會有什麼危險，但蠟遇高溫就會融化，用來裝溫度稍高的水，很容易軟掉並開始滲水，所以大部分是用來裝冷飲；如果倒熱水進去，仔細看水的表面會有一層蠟狀物漂浮在上面。這類紙製品近來很少見到了，多半是做可拋棄式的餐盤、飲料杯。

　　目前比較普遍的紙製餐具大都是採用「塑膠淋膜」材質，製作方式是將塑膠融化，淋在紙材形成一片薄膜後，用這個材料再加工製作成紙製餐具。現行使用的紙餐具，用來製作塑膠淋膜的材質大多是 PE（聚乙烯），PE 材質的塑膠在日常生活使用非常普遍，例如塑膠袋、保鮮膜、牛奶盒大部分都是。用於當紙杯淋膜的 PE 屬低密度聚乙烯（Low density polyethylene, LDPE），在回收分類編號是 4 號，具有柔軟、半透明、耐酸鹼、耐酒精等特性，但是耐熱範圍較低，如果過熱就很容易溶出塑膠中

的成分，因此，並不適合用來裝熱的食物、湯或是飲料。

　　在臺灣一般民眾的飲食習慣中，高溫的熱食極為常見，很多販賣這類熱食的攤販或是小吃店，經常使用這些紙製餐具，而且是直接將剛煮好熱騰騰的湯、麵、粥倒進這類紙製餐具容器裡，讓民眾外帶回去享用。這些熱食的溫度都比塑膠淋膜餐具所能承受的溫度還要高，造成很多溶出物就跑到食物中，隨著食物一起進到我們的身體裡了，因此，PE材質塑膠淋膜的紙餐具不適合用來裝高溫的熱食。

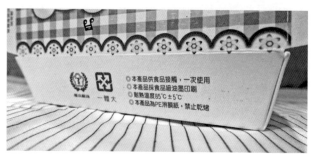

▲ 紙製餐具容器標示說明材質為 PE 淋膜紙，禁止乾烤，包括耐熱溫度、採用食品級油墨印刷、「供食品接觸，一次使用」都有明顯標示。

＊　＊　＊

　　以往市面上經常使用的紙製餐具比較缺乏明確的標示，一般民眾、甚至餐飲業者也不容易清楚所使用塑膠淋膜的紙製品成分是什麼，能否耐多高的溫度等資訊。

　　為此，衛福部食藥署於 2016 年 4 月 18 日公告修正〈應標示之食品器具、食品容器或包裝品項〉

及〈食品器具、食品容器或包裝標示相關規定〉，宣布自 2017 年 7 月 1 日起製造之食品器具、食品容器或包裝，若食品接觸面含塑膠材質，必須揭露該產品的材質、耐熱溫度，以及做為重複性或一次性使用等資訊，並明確告知使用該產品的注意事項，以利消費者正確使用。

因此，無論是消費者、攤商或店家，在選用與食物接觸的容器、餐具或包裝時，**都應注意產品標示內容，選購標示完整且其特性符合使用目的的產品，再依照標示正確使用；而一旦發現產品有刮痕或破損等情況，應立即更換。**如此一來，便可以減少經由餐具容器等器具的使用而取食到有危險性的東西。

重金屬溶出

除了塑膠材質外，玻璃、陶瓷、琺瑯等材質也需注意其製造的材料會不會有重金屬溶出。金屬製品最常見就是不鏽鋼材質的食器，不鏽鋼材質應用廣泛且多元，有些工業使用的不鏽鋼材料並不適合用來製造食器。製作食器或工具必須使用食用級的不鏽鋼，依照特性也有不同的編號，例如：

304：是最常應用於餐具的食品級不鏽鋼，可製作耐蝕容器、餐具、刀具。

316：為醫療級不鏽鋼，具有比 304 更好的抗氯化物腐蝕能力，主要用於食品工業和外科手術器材。價格昂貴，有部分鍋具會使用此材質。

28. 免洗筷要注意**殺菌漂白劑**

　　免洗筷雖然不是塑膠製品，但卻是時常傳出安全問題的主角，也是食器上另一個需要注意的重點。由於筷子與其他食物包裝、容器、保鮮膜等食品器具有很大的不同，使用筷子進食會直接就口接觸到筷子，所以不但法規上的限定較嚴格，一般民眾在使用免洗筷時更要注意，最好能隨身攜帶環保筷，既環保又健康。

　　一次性免洗筷主要是以竹或木材為原料加工製成，使用後不再清洗，直接丟棄。竹或木材這類天然材質容易變質，因此製造過程中要想辦法讓它不會發生變色、異臭、異味、汙染、發霉、蟲蛀、含有異物或纖維剝落等狀況，所以在這時候就會用到化學物了。

　　通常用在免洗筷的化學物質，除了二氧化硫有訂殘留量外（500 ppm 以下），其他可能的殘留物，例如過氧化氫或聯苯等，諸如這些化學物是不得檢出的。

● 過氧化氫（Hydrogen peroxide）

　　就是雙氧水，有強力的殺菌及漂白效果，可以合法使用於食品（麵粉及其製品除外）做為殺菌劑。由於過氧化氫不易殘留，因此法規規定在最終產品中不得殘留過氧化氫，也就是不得檢出。

聯苯（Biphenyl）

是一種防腐劑，限用於葡萄柚、檸檬及柑橘外敷的紙張，做為包裝的限量為 0.07 g/Kg 以下，但在免洗筷上與過氧化氫一樣不得被檢出。

二氧化硫（Sulfur dioxide）

免洗筷於製作過程中，很大的比例是用二氧化硫薰蒸的方式處理，目的是防止製作筷子的竹子或木料變黃、變黑及發霉，維持良好的賣相。隨著薰蒸處理的時間愈長，產品就愈顯白淨，當然二氧化硫殘留也愈多，但因為二氧化硫具有高水溶性，遇到水或與其他物質結合後，會快速轉變為亞硫酸鹽（Sulfites 或 Sulfiting agents），所以如果使用免洗筷而將亞硫酸鹽吃進去，在我們身體內會轉變為硫酸鹽（Sulfates）隨尿液排出體外。

其實在許多的食品中允許使用亞硫酸鹽或是二氧化硫（屬於食品添加物），主管機關也分別根據使用者的需要及安全評估，訂有不同的容許量。這些在食物中的亞硫酸鹽或是二氧化硫殘留，跟免洗筷上的殘留是一樣的。如果還是擔心的話，可以在使用免洗筷前以溫水簡單沖一下，對去除二氧化硫或是亞硫酸鹽是有幫助的。

雖然市面上的免洗筷大部分是自越南、印尼或中國等地進口，而且也常見有免洗筷檢出二氧化硫的報導，但從主管機關在市場所做的採樣與檢驗結

果，可以發現絕大多數都是合格的。若要避免經由免洗筷接觸到這些化學物，最有效的方法就是自備環保餐具，這是目前最衛生安全、也最符合環保趨勢的做法。

除了關注化學物之外，也別忘了如果發現拿到免洗筷有異常，包括外觀顏色怪異或是出現異味、霉斑、蛀孔，就不要使用。而且要切記，免洗筷不可重複回收再用。

我國法規中對於免洗筷的衛生標準

第一條　本標準依食品衛生管理法第十七條規定訂定之。
第二條　本標準所稱免洗筷，係指以竹或木為原料經加工製成後，不再經洗滌即可供使用之筷子，為一次性使用者。
第三條　免洗筷不得有不良變色、異臭、異味、汙染、發霉、蟲蛀、含有異物或纖維剝落。
第四條　免洗筷中二氧化硫殘留量應為 500 ppm 以下。
第五條　免洗筷中不得檢出含有過氧化氫及聯苯等成分。
第六條　本標準自中華民國九十六年十二月一日施行。
本標準修正條文自發布日施行。

29. 洗碗精**干擾內分泌**？

　　一般人聽到食品用洗潔劑，可能直覺只想到洗碗精，或者蔬果清潔劑，其實範圍更廣，用來消毒或洗滌食品、清潔製造生產食品設備機具的，也都是食品用洗潔劑。由於會直接或間接接觸到入口的食品，在〈食品安全衛生管理法〉內都有明確規範，甚至食品用洗潔劑的製造、加工、輸入、輸出或販賣業者，都算是廣義的食品業者。

　　由於農用化學品的使用，人們擔心經由飲食管道攝食到這些田間用來做病蟲害防治的化學物質；加上食品工業發達，對於生產食品的環境與器具清潔的需求，造就了許多食品用洗潔劑或是消毒用品的使用。而且隨著近代人生活品質的提升，食物中油脂含量多的食品更普及到一般日常飲食中，要清潔滿是油脂的餐具，僅以清水沖洗很難洗乾淨，自然就會想到要用洗潔劑。

＊　＊　＊

　　早期食品用洗潔劑是利用植物中天然存在的物質，像是皂素。皂素的原理與清潔效果，跟人工界面活性劑相同，如黃豆粉、茶籽粉、無患子、柑橘檸檬的果皮等；以及酸鹼特性，如檸檬酸或草木灰的化學反應，以中和或溶解汙染物。此外，還有酵素洗潔劑，是將汙垢都分解成小分子，洗劑成分以澱粉酵素（Amylases）、蛋白質酵素（Proteases）、

脂肪分解酵素（Lipase）等較為常見。由於清潔的大量需求，有愈來愈多食品用洗潔劑產品開發問世，化工產業引入許多的界面活性劑、酸、鹼、氧化劑、有機溶劑等，可以更快速有效達到清潔目的。

民眾使用的食品用洗潔劑，主要成分包括界面活性劑、香料等，其中界面活性劑是發揮清潔作用的成分，它的作用是破壞油水不互溶的兩個界面，再藉由大量的水將變成可溶於水的髒汙帶走。而這樣的破壞作用同樣會發生在皮膚表面，所以界面活性劑對皮膚會造成直接傷害；其次是某些界面活性劑據評估會干擾內分泌，對環境、對生態，甚至對人體都具有潛在的威脅。

● **正確選用洗潔劑與清洗碗盤的重點**

以每天要做的餐具清洗來說，適當且適量的使用洗碗精，除了讓清潔工作更有效率外，也能有效減少洗潔劑的使用量，不論對環境或是對健康的影響和衝擊都可以降低。所以，以下幾個重點整理，要再提醒大家多留意：

1. 選擇洗潔劑要購買有品牌的，不要買零散、沒有品牌、標示不清的產品。

2. 應按照標示說明適量使用洗潔劑。尤其是有些洗潔劑需要稀釋才能達到最佳的清洗效果。不要擔心洗淨效果不好，自行增加使用量，反而會造成

浪費、增加汙染，還可能沖不掉過量的洗潔劑。

3. 清洗前，先將較油膩及不油膩的餐具碗盤分開，比較油膩的先用紙張將大部分油汙擦掉，再開始進行清洗。

4. 以溫、熱水沖洗油汙有較好的溶融效果。

5. 清洗的水源，以乾淨的自來水為原則，要將完成刷洗去汙後，殘留在餐具碗盤上的洗潔劑或泡沫等汙物，完全沖洗乾淨。

6. 完成清洗的餐具和碗盤要先晾乾水分再收存。

7. 刷洗的用具（如菜瓜布）要維持乾淨，使用後要徹底沖洗，把水分晾乾，以避免汙垢殘存在菜瓜布上。

界面活性劑清潔原理

界面活性劑是一種同時具有親油性及親水性化學構造的分子。從分子結構上看有一端較易溶於油脂類裡，另一端則是較易溶在水中。在使用的時候，具有將清潔劑展開在要清洗的餐具表面的效果，再將親脂基的一端與油性汙物表面接觸，親水基的一端則與水分結合或與餐具器皿的表面吸附，使油性汙物及餐具間的吸著力下降，同時可與水分結合。如果再配合物理性的沖、刷、搓洗等動作，更快速且有效的將原本不易溶在水中的油汙成分自餐具器皿的表面脫除，此時界面活性劑將汙物包裹成細小的微胞（Micelle），懸浮於水溶液中，只要將這些微胞配合大量清水沖洗，含汙物之微胞即可去除。

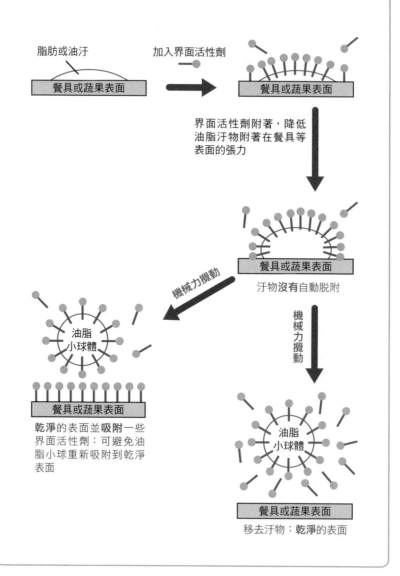

界面活性劑的清潔原理

脂肪或油汙

加入界面活性劑

餐具或蔬果表面

餐具或蔬果表面

界面活性劑附著，降低
油脂汙物附著在餐具等
表面的張力

餐具或蔬果表面

汙物沒有自動脫附

機械力攪動

機械力攪動

油脂
小球體

油脂
小球體

餐具或蔬果表面

乾淨的表面並**吸附**一些
界面活性劑：可避免油
脂小球重新吸附到乾淨
表面

餐具或蔬果表面

移去汙物：**乾淨**的表面

● 慢毒性的界面活性劑

　　深入探討界面活性劑，會發現這類物質被廣泛用於石油工業、工業洗劑、潤滑劑、清潔劑、農藥業、紡織業、冶煉業、油漆塗料被覆業、造紙業、皮革業、食品工業、製藥工業、化粧品工業，幾乎沒有一種工業沒用到界面活性劑。有些界面活性劑具有毒性，有些雖然低毒，但在自然界不易生物降解，甚或分解後衍生成具有環境荷爾蒙效應的代謝物，對人體健康、生態保育會有很大的影響。

　　一般界面活性劑為使兩物相（Two phases）表面張力或界面張力降低，並進而會合而形成之集合體物質，基本構造為分子中有親水性（Hydrophilic part）部分與親脂性（Lipophilic part）部分共存之化合物。由親脂基與親水基之交錯組合，可調配成多種界面活性劑，而依其在親水基方面的不同，可概分為四大類：

- 陰離子界面活性劑（Anionic surfactants）
- 陽離子界面活性劑（Cationic surfactants）
- 兩性離子界面活性劑（Amphoteric surfactants）
- 非離子界面活性劑（Nonionic surfactants）

　　其中以陰離子界面活性劑及非離子界面活性劑最為常見。

＊　＊　＊

　　非離子界面活性劑大宗為**烷基酚聚乙氧基醇類化合物**（Alkylphenol polyethoxylates, APEOs），約

佔80%，工業上合成為壬基酚（Nonylphenol, NP）或辛基酚（Octylphenol, OP），為非極性疏水端與1-18單位的聚乙氧基醇（Polyethoxylate, EO）聚合物所形成的極性親水端組成。以壬基酚做疏水端的APEOs稱為壬基酚聚乙氧基醇類（Nonylphenol polyethoxylates, NPnEO），約佔APEOs的80%；而以辛基酚做為疏水端則稱為辛基酚聚乙氧基醇類（Octylphenol polyethoxylates, OPnEO），約佔20%。當APEOs排放至環境中，經微生物好氧與厭氧降解後，長鏈APnEO（n=3-18）便不再存在，聚乙氧基醇部分會逐漸縮短，其中壬基酚或辛基酚成為最終的代謝產物。

壬基酚或辛基酚雖然急毒性不大，但卻是一種「外因性內分泌干擾物質（Endocrine disrupter substance, EDS）」，也是一般所稱的環境荷爾蒙（Environmental hormone），因為其化學結構擬似於動物體內分泌產生的荷爾蒙，此類物質一旦進入動物體後，會干擾動物體的代謝、行為、生殖及性別分化等生理作用。因此，衛生福利部於 2007 年從嚴規範壬基苯酚類界面活性劑的含量限制為百分之 0.1（重量比）以下，而此限值與歐盟 REACH 法規相同。

30. 食物可以直接用**清潔消毒劑**嗎？

　　一般市面上常見的食品用洗潔劑產品，除了洗碗精、自動洗碗機的洗劑外，近年來也出現蔬果清潔劑，還有消毒用的產品如次氯酸鈉。

　　像是生食用蔬果、生食用水產品之類的生鮮即食食品，或是有些食材無法用加熱殺菌方式處理，就會需要藉由具消毒效果的成分來滅菌，否則吃下肚反而有可能導致食品中毒，對人們的威脅更大。所以這類消毒成分是被核准使用，並訂有合法殘留量，我們可以在法規上查到正面表列的使用規範。

可合法用於清洗食品之主要消毒成分

編號	CAS 編碼	名稱	殘留濃度
1	無	酸化亞氯酸鈉 （Acidified sodium chlorite solution）	氯酸鹽及亞氯酸鹽總和 1ppm 以下
2	10049-04-4	二氧化氯 （Chlorine dioxide）	氯酸鹽及亞氯酸鹽總和 1ppm 以下
3	7790-92-3	次氯酸 （Hypochlorous acid）	總有效氯 1ppm 以下
4	7681-52-9	次氯酸鈉 （Sodium hypochlorite）	總有效氯 1ppm 以下

　　衛生福利部食品藥物管理署有鑑於食品用洗潔劑是直接使用與食物接觸的化學品，使用正確與否與民眾生活息息相關，因此對於食品用洗潔劑，也是依〈食品安全衛生管理法〉管理，食品用洗潔劑

之標示、宣傳或廣告皆須符合食安法第二十八條規定，不得有不實、誇張或易生誤解之情形。

而由標示要求可以了解，食品用洗潔劑是有一定的條件才可標示為「天然」或是「有機」，如果任意標示都是違法的。而且，不可以標示「食品級」或是「無毒」。**選擇食品用洗潔劑最正確且聰明的方法，就是仔細閱讀產品標示，做出正確選擇。其次則是要知道正確使用洗潔劑的方法，以及使用洗潔劑的必要性。**

過度使用洗潔劑進行清洗，甚至因為擔心食用的蔬果上有什麼外來殘留的化學物，而大量使用這些洗潔劑來清洗蔬菜或水果，有時候反而會增加洗潔劑中的化學物質可能的殘留，對於環境造成更大的影響。至於如何正確清洗、處理蔬果，以減少農藥殘留，依作物栽種時所施用藥劑類型，可概略分為六個基本方法，請參考右頁列表，或者是詳見《正確洗菜，擺脫農藥陰影》一書。

清洗處理蔬果的基本方法

清洗	沖洗	沖洗是最基本的水洗法,要使用流動的水,才能利用水流帶走殘留藥劑。	清除接觸型農藥
	搓洗	除了以水流沖洗外,用手搓洗蔬果表面,可加強去除沾附的農藥殘留。	清除接觸型農藥
	刷洗	表面凹凸不平或者表皮堅硬的蔬果,可以用刷子輔助,清除效果更好。刷子可用軟毛刷或舊的牙刷。	清除接觸型農藥
處理	切除	根部、果蒂凹陷等部位,最好切除或挖除,以清除運送過程中的汙染。	清除接觸型農藥
	浸泡	透過浸泡,能使水溶性的系統型農藥溶出,浸泡時要搭配換水,才能確實降低殘留。	清除系統型農藥
	加熱	以中小火加熱數分鐘,煮到水熱,不用燒滾,即可瀝乾備用。可使系統型農藥隨蒸氣消散。	清除系統型農藥

烹調與食用過程

　　即使食材沒有問題，但在烹調甚至食用過程中稍有不慎，也可能會產生對身體有害的化學物。例如鹽酥雞、臭豆腐、烤玉米、烤肉串等小吃，都是大家喜愛的食物，但也因為都以高溫方式處理，極可能會造成食物發生化學變化，產生危害性的成分，常吃會對於健康造成影響，這點很多人都知道。

　　在家中廚房做料理時，若沒有特別注意油煙，長期吸入有可能會造成肺部問題，這是因為烹飪油煙中存在許多的危害物，包括懸浮微粒、多環芳香烴碳氫化合物、多環胺、硝基多環芳香烴碳氫化合物等。曾有研究指出，臺灣罹患肺癌的女性有九成不吸菸，所以病因有可能來自廚房油煙。看來製作料理的過程風險不小，對於常做菜的人而言，廚房充滿危機。而避免之道是使用成分安定的油種，還有選用檢驗合格的排油煙機。

　　此外，許多節儉的媽媽們可能會常吃隔夜菜，但隔夜菜容易有微生物孳生問題，若沒有做好低溫保存，或者食用前沒有徹底加熱殺死微生物，就會影響健康，並且還有硝酸鹽等各種問題會產生。

　　自古民間即有食物相剋表，表示有些食物一起吃會造成中毒，但經證明其實多半是食物保存問題惹的禍，本章最後也說明了這個問題，讓大家可以更為理解。

31.**高溫**可以消毒，
  也會產生有害化學變化！

　　國人飲食習慣上偏好熱食，熱炒、燒烤、油炸等，都是以高溫方式來處理食物。而除了油、鹽含量過高，以及營養素的流失問題，高溫烹調還可能會造成食物中的成分發生化學變化，因而產生一些有危害性的成分。

　　由食物製造或處理過程中產生的毒素，像是用化學方法加酸促進分解蛋白質製造醬油過程中所產生的 3- 單氯丙二醇（3-Monochloropropane-1,2-diol, 3-MCPD），以及報導說從泡麵調味包中驗出的苯 [a] 駢芘（Benzo [a] pyrene, BaP），推測主要就是來自使用經燻製乾燥的原料粉末。

　　經研究檢測，食物凡經燒烤或油炸等不同加熱方式處理，皆有可能會產生微量的 BaP。只是以醬油調味，用量有限，泡麵調味粉佔整體食品攝食量比例也很低，所以估算出來的健康安全風險並不高，民眾不至於因食用醬油或偶爾泡個麵而發生安全危害，主管機關才未要求被檢出的泡麵下架回收。

＊　＊　＊

　　其他經過高溫處理後，常見的危害成分包括：

● 丙烯醯胺（Acrylamide）

——澱粉等碳水化合物類，以高溫方式處理可能會產生。

由研究發現，經高溫加熱的含澱粉食物會產生丙烯醯胺，像是炸薯條、洋芋片，或是烘焙加熱溫度過高的麵包，甚至咖啡烘焙過程也會產生，因此2018年美國加州要求咖啡業者要標示警語，而臺灣衛生主管機關雖然參考歐盟規範，於2016年1月公告〈食品中丙烯醯胺指標值參考指引〉做為大眾的參考，但並未對丙烯醯胺訂定限量標準。

● **異環胺（Heterocyclic amines, HCA）**
——蛋白質含量較高的食物，以高溫方式處理可能會產生。

也稱為多環胺或是雜環胺類，一般常見是肉類食物經高溫烹煮、烤、煎，即可能產生。而且溫度愈高，處理時間愈久，異環胺類產生就會愈多。

● **亞硝胺（Nitrosamine）**
——使用亞硝酸鹽類的加工品經高溫處理會產生。

一般民眾時常聽聞香腸、臘肉、培根、熱狗等食物會有致癌可能性，這些都是肉類的加工製品，為了保存、防腐的目的而使用食品添加劑亞硝酸鹽類，再經燒烤、煎炸等高溫處理過程，就會產生亞硝胺，多食容易增加罹癌風險。

● **多環芳香烴碳氫化合物（Polycyclic aromatic hydrocarbons, PAHs）**

——油脂類含量高的食物，以高溫方式處理可能會產生。

多環芳香烴碳氫化合物不只在高溫烹煮油脂類食物時會產生，火力發電廠燃燒煤炭、燃油的汽機車、燒瓦斯、焚化爐燒垃圾或其他有機物質燃燒不完全都會形成，而且抽菸時也會產生多環芳香烴碳氫化合物。

要避免從食物中接觸這些化合物，除了烹調時減少高溫料理的頻率，外食點餐最好盡量避開。即使對這類食物有特別偏好，建議也要再搭配其他料理方式做的菜，採用「少量與多樣化」的食物攝取方式，會是比較可行的做法。當然，現在有很多書教消費者用比較低溫烹調的方式做菜，或是開辦相關教學課程，對料理有興趣的人也不妨參考採用。如此一來，準備一頓色、香、味俱全，而且健康又安全的料理應該不難。

32. 廚房油煙竟是致癌因素⁉

　　油煙這項危害物，是以「吸入（Inhalation）」造成對身體影響的汙染物。由於飲食習慣的關係，相較於歐美，臺灣家庭的廚房有更多的油煙問題。

　　烹飪油煙中存在許多的危害物，包括懸浮微粒、多環芳香烴碳氫化合物、多環胺、硝基多環芳香烴碳氫化合物等。曾有研究指出，臺灣罹患肺癌女性有九成不吸菸，而國家衛生研究院推斷廚房油煙可能是女性罹癌的原因，所以家庭煮夫或煮婦們在家中廚房要特別注意油煙的問題。

＊　＊　＊

　　「廚房油煙」是油脂受高溫加熱後發生分解而產生。容不容易產生油煙，以及產生油煙的多寡，與使用的油脂飽和度有關，含有較高比例飽和脂肪酸的油，像是豬油、牛油、椰子油等，化學性質安定，不易起油煙。

　　我們可以根據油的發煙點（開始冒煙的溫度）來選擇適當的油，用於不同烹調用途。幾種常見食用油的發煙點：

花生油	約 162℃	精製豬油	約 220℃
橄欖油	約 190℃	紅花籽油	約 229℃
玉米油	約 207℃	烤酥油	約 232℃
葵花油	約 210℃	大豆沙拉油	約 245℃

※ 資料來源：行政院衛生署國民健康局 ｜ 健康九九網站

一般食物煎煮大約 140℃，熱炒或小量油炸約 140～180℃，高溫大量油炸則約 180～200℃。用來高溫煎炸的油，最好選化學性質穩定（氧化穩定度高），發煙點大於 190～200℃以上，不易起油煙的油品，例如橄欖油、葵花油。

食材入鍋前，應先簡單測試油溫（將竹筷前端插入油中，筷子周圍出現細小泡泡，代表油溫約為 160℃，若是小泡泡開始變大，大約是 180℃），確定油夠熱，在未冒煙前放入食材烹調（冒煙表示油品已達到發煙點）；而料理過程中，如果看到冒出薄油煙，就應降低加熱溫度。

● 避免油煙危害的方法

1. 購買檢驗合格的排油煙機，並依各機型的最佳運作條件進行設置及安裝。

2. 依使用說明書正確操作排油煙機，如烹調前先啟動排油煙機，料理完成後，讓機器繼續運作幾分鐘再關；可清洗的濾油網勤清洗，更換式濾油網常更換。

3. 維持廚房通風良好，廚房要有對外的門窗，排油煙機運作時能有空氣可以對流。但要避免電風扇吹到油煙四散，降低排油煙機的效能。

4. 多採用蒸、煮、燉的烹調方式，可以減少油煙的產生。

33. 隔夜菜是**微生物的溫床**

　　通常食物趁新鮮的時候食用，風味最佳，營養也最充足。但是現代人生活忙碌，有時煮一餐飯，吃不完隔天再熱來吃；或是晚餐煮飯時，順便準備隔天的便當。這都會有吃到隔夜菜的問題，感覺吃隔夜菜幾乎已是現代人生活日常。所以，對於食物放隔天會產生什麼危害的物質？是否會對健康造成影響？似乎也成為我們必須關注的議題。

　　針對隔夜菜，首先要擔心微生物孳生問題。一般食物都含有很豐富的營養成分，如果保存方式不對，很容易受到微生物的汙染，而豐富的營養成分使得微生物繁殖生長速度非常快，一旦吃了受到汙染的食物，就會有食物中毒的可能。所以食物的烹調料理過程，除了要注意衛生問題外，對於剩餘食物的保存也要非常小心。

　　其次，有一個常見的說法是隔夜菜會有亞硝酸鹽的問題，吃了會影響健康。這可能是過度解讀蔬菜中含硝酸鹽的問題。一般農作物在栽培時都會施用肥料，以增加作物的產量及品質，其中最常補充氮、磷、鉀三要素。而氮元素的補充被植物吸收後，會形成硝酸鹽，並參與植物生理作用，合成植物生長必需的胺基酸。

　　因此，一般的蔬菜水果內含有硝酸鹽是很正常的。在料理食物時，硝酸鹽就存在食物中，這些在

食物中正常存在的硝酸鹽本來不會有什麼危害性，但當我們將吃不完的食物冷藏放到隔天時，原本硝酸鹽可能會被微生物作用，或是因本身的反應而形成亞硝酸鹽。不過，如此形成的亞硝酸鹽含量基本上都不會到有危害的程度，**但如果把這些隔夜菜再拿來做過度的烹煮，就可能會產生前面所提到具有致癌性的亞硝胺成分。**

所以，處理隔夜菜需要注意兩個重點：

● 低溫保存

盡量在用餐前就將當餐食物和預計會剩餘的食物分開，之後避免再去翻攪這些剩餘食物，以免增加與微生物汙染的機會。此外，若能用金屬容器裝盛，有助加快散熱速度；放涼後，盡快放入冰箱低溫冷藏或冷凍。原則上，這樣可避免接觸到微生物，降低汙染機會，而低溫則能有效減少微生物孳長速度，避免食物的腐敗。

● 食用前的加熱處理，要能徹底完全加熱

利用加熱方式消滅殘存食物中的微生物，再次煮沸是基本要求。尤其是量大或是體積比較大的剩菜，更要注意加熱的完整性。海鮮類的食物，則是盡量避免保存。因為有些海鮮類食材產生的組織胺成分，即使加熱也無法去除。

34. 食物真的會**相剋中毒**嗎？

　　以前臺灣家庭每年都會備一本農民曆，而農民曆翻到背面會看到一張食物相剋表，上面還會標示解藥。

　　「食物相剋」是指特定食物一起吃會對我們的身體造成影響，而傳統說法稱之為中毒。這是源自於東漢張仲景所著的《金匱要略》，裡面提到有 48 種共食方式會引起各種不同的症狀，主要分為**禽獸魚蟲禁忌**及**果實菜穀禁忌**等兩大類。

　　以禽獸魚蟲類的禁忌為例，書中除了部分現代人已鮮少用為日常食材的食物，如「魚不得合鸕鷀肉食之」的鸕鷀肉；還有以現代人看起來不明就裡的情況，如：

　　正月勿食生葱，令人面生遊風。

　　二月勿食蓼，傷人腎。

　　三月勿食小蒜，傷人志性。

　　四月、八月勿食胡荽，傷人神。

　　五月勿食韭，令人乏氣力。

　　五月五日勿食一切生菜，發百病。

　　六月、七月勿食茱萸，傷神氣。

　　八月、九月勿食薑，傷人神。

　　十月勿食椒，損人心，傷心脈。

　　十一月、十二月勿食薤，令人多涕唾。

其他的禁忌，雖然不明其因，但書中所述共食的結果似乎都非常嚴重，所以許多人寧可信其有。例如書中有「豬肉共羊肝和食之，令人心悶。豬肉以胡荽同食，爛人臍。豬脂不可合梅子食之。豬肉和葵食之，少氣」或是「龜、鱉肉不可合莧菜食之」的說法。

而果實菜穀類的禁忌，同樣沒有說明為何不可共食，而且結果也都非常嚴重，因此也是很讓人擔心。例如有「飲白酒，食生韭，令人病增。生蔥不可共蜜食之，殺人」、「棗合生蔥食之，令人病。生蔥和雄雞、雉、犬肉食之，令人七竅經年流血」、「食糖、蜜後四日內食生蔥、蒜，令人心痛」、「薤不可共牛肉作羹，食之成瘕病，韭亦然」、「野苣不可同蜜食之，作內痔」、「白苣不可共酪同食，作䘌蟲」、「蓼和生魚食之，令人奪氣，陰欬疼痛。芥菜不可共兔肉食之，成惡邪病」等等。

有些並不是共食會出問題，而是**多食會致病**，在民間也是普遍流傳許久，例如「桃子多食，令人熱，仍不得入水浴，令人病淋瀝寒熱病」、「梅多食壞人齒。李不可多食，令臚脹。林檎不可多食，令人百脈弱。橘柚多食，令人口爽，不知五味。梨不可多食，令人寒中。金瘡、產婦亦不宜食之。櫻桃、杏多食傷筋骨。安石榴不可多食，損人肺。胡桃不可多食，令人動疾飲。生棗多食，令人熱渴氣脹」、「黃瓜食之，發熱病。葵心不可食，傷人，

葉尤冷，黃背赤莖者，勿食之。胡荽久食之，令人多忘。病人不可食胡荽及黃花菜。芋不可多食，動病。妊婦食薑，令子餘指。蓼多食，發心痛」、「小蒜多食，傷人心力」等等。

* * *

在 1935 年，著名生物化學家、營養學家鄭集教授針對古籍記載及民間流傳的一些食物相剋的配對，進行試驗——包括花生與黃瓜、蔥與蜜、蟹與柿、牛肉與栗子等組合。透過各項觀察，結果顯示實驗對象毫無中毒跡象。到了 2008 年，蘭州大學及哈爾濱大學也以常見的食物相剋組合進行試驗，結果同樣沒有異常反應。但是在民間卻還是有人舉證：吃了海鮮配冰水或冰啤酒，或是螃蟹配柿子，會拉肚子或讓痛風情形惡化。

從學理上，引起這種症狀的原因可能是食物處理及保存的衛生問題，或是過量攝取特定成分，也可能是吃的人對某些食物過敏。雖然，特定食物一起吃進去，經過消化作用，產生新的成分組合，對吃的人造成影響，並非絕對不可能，但是否真的會嚴重到出現中毒的情況，目前則還沒有明顯的科學證據來證實，哪一種食物的混合會造成什麼樣的中毒情形。

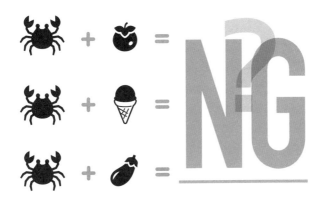

　　螃蟹、柿子、冰、茄子在中醫說法都是性涼寒的食物，一起吃有可能容易拉肚子。但螃蟹本來就是一種常引發過敏的海鮮，保存不當很容易腐敗。所以許多人單單吃螃蟹就會出問題，跟混搭什麼食物造成中毒應該無關。夏天的冰品也是容易有細菌孳生的衛生問題，因此普遍將海鮮與冰一起食用造成的影響，都是屬於食材衛生問題，也與食物相剋沒有關係。

了解食品衛生相關的法規，是認識在食品中可能出現什麼具有危害性物質的一個方式，當然從法規角度去看，可能並無法百分之百的涵蓋所有可能出現的違法或有害化學物。像 2008 年中國的三聚氰胺奶粉，不肖商人鑽技術漏洞，為提高奶粉中的蛋白質成分含量，添加了可提高氮含量的化學物——三聚氰胺，這些就是完全規格外的非檢測標的物，很難被驗出來。2011 年臺灣爆發的塑化劑事件，在合法的起雲劑配方裡，以塑化劑取代棕櫚油，塑化劑原來也不在檢驗項目中。

雖然很遺憾有不肖業者為降低成本，以獲取不法利益，心存僥倖的心態，發生這種「道高一尺、魔高一丈」危及民眾健康的事件。但也因為這些事件的發生，促使消費者要求政府對食安問題提出因應策略及解決的方法。於是政府提出「食安五環」改革方案來因應食安問題：

食安五環 跨部會、跨領域 協力治理

農業 環境
原料 添加物
產製流通
消費者保護

全民監督
食安 05

重建
生產管理 02

加重惡意
黑心廠商責任 04

源頭控管 01

加強查驗 03

食安五環扣
幸福安心GO

上游管控 ｜ 下游防火牆

（※ 資料來源：行政院食品安全辦公室）

第一環「源頭控管」

只要食品的進口或生產有問題，就要從源頭掌握資料、予以控制。所以，「行政院環境保護署毒物及化學物質局」於 2016 年 12 月 28 日成立，專責規劃及推動食品安全源頭的化學物質管理，整合跨部會化學物質管理及勾稽檢查，由源頭預防管控食安風險，運用雲端科技進行大數據分析，阻絕非准用物質流入食品產銷體系。

第二環「重建生產管理履歷」

完善從農場到餐桌的生產鏈管理，導入全球化優良農業規範及在地化植物醫師制度，推動食品業者建構食品防護計畫及 E 化體系，並落實其自主安全監測與檢驗及追溯追蹤等機制。只要食品的履歷流程清楚、資訊透明，消費者購買產品時就可追溯生產流程、生產者和經銷商等相關資料，才能安心購買。

第三環「提高查驗能力」

特別針對高違規、高風險、高關注產品，提高現行的查驗強度和頻率，並強化農漁畜產品用藥安全監測，遏止不良產品上市。同時也對於常見違規樣態，滾動調整稽查策略，加強稽查倉儲及物流管理。

第四環「加重生產者、廠商的責任」

滾動審視食安法令，強化與檢調、警察、政風等機關的聯繫合作，打擊黑心廠商，掌握不法事證，依法課以重罰、移送法辦及賠償責任。

第五環是「鼓勵、創造監督平臺」

建立全民監督防護網絡，啟動 1919 全國食安專線，鼓勵全民檢舉；推動校園食材登錄制度，資訊透明揭露，提升全民食品安全認知。讓全民與消費者都能夠監督食品安全的詳細環節，並有充分資訊了解每一個食品可能發生的狀況。

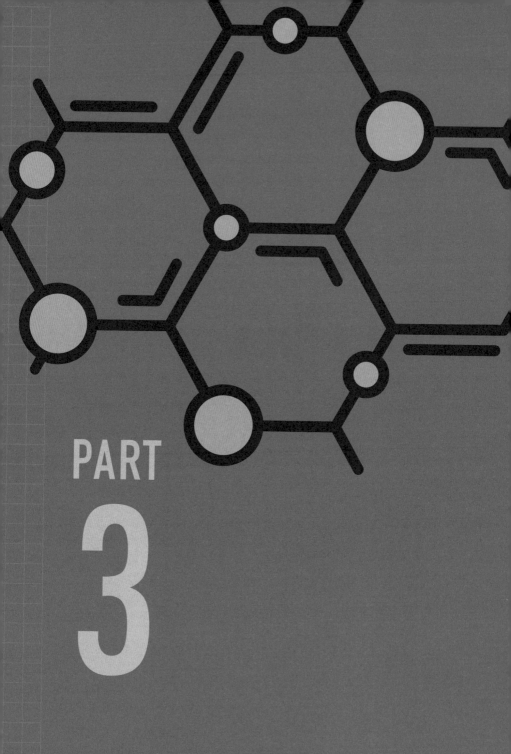

PART

3

與身體接觸吸收的毒

　　從化學物的暴露途徑來看，化學物質進入人體的主要途徑，除了直接食入外，經由呼吸吸入或由皮膚接觸而進入人體的途徑也不可忽視。

　　後者常見的案例是發生在我們每天都需要穿著的衣物。衣物中的化學物進入人體的途徑，主要是新衣物釋放出來的氣味，因呼吸而被「吸入」人體，以及衣物與身體皮膚的接觸。

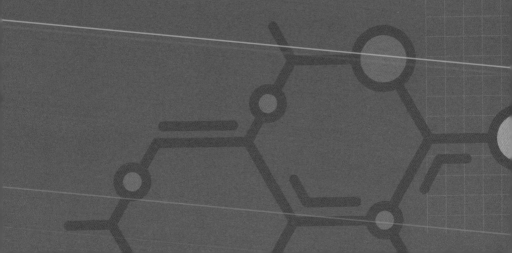

衣物是最親近的暴露

記得某洗衣精廣告中，有個小女孩在洗好的衣服上一直抓，希望抓完後穿上身就不會引起皮膚發癢了！小女孩童稚的表達方式讓人會心一笑，表達的就是洗衣精會引起過敏。除了洗衣精外，衣物的材質、染料等，也都有可能會造成不適。

若有一般化學品碰觸到皮膚，通常會出現急性的反應，例如皮膚出現徵狀或是有不舒服的感覺，大家就會有警覺，並且趕快就醫治療。但是，用於衣物的化學品，接觸後多半不會出現明顯的狀況，因此更需要注意。

衣物中含有的化學物質，主要來源有：

1. 產製衣物的原料所使用的化學品。

2. 為讓衣物更多彩多姿所使用的染料。

3. 為維持衣物清潔乾淨所使用的洗潔劑。

此外，為了降低暴露風險，消費者不但要對衣物材質有所認識與要求，也要選擇適合的清潔劑並採用適當的清洗方式，以避免長期接觸可能造成的危害。

35. 衣物材質會誘發過敏

　　天氣變冷的時候，人們就會開始圍圍巾，有些人對羊毛材質的圍巾過敏，才圍沒多久，整個脖子起紅疹，又癢又紅。醫師也說，羊毛和化學纖維材質的圍巾比較容易誘發過敏，建議用圍巾保暖，一定要慎選材質。像有些人工作上需要長時間佩戴手套，也要注意手套材質，對橡膠或是化學纖維過敏的，要特別選用不會引起過敏反應的材質。

　　容易皮膚過敏的人，要穿新衣物時，剛開始可先短時間穿戴，大約過幾十分鐘，確認沒有不適或疼痛感，再逐漸增加穿戴時間。若是長時間使用也要適時取下，再重新穿戴並調整。

　　但有些時候不僅是材質本身造成過敏，處理材質的化學物質也對身體有害。雖然布料有味道不一定有毒，現今使用許多的化學合成纖維來製作布料，纖維本身就會帶有原料的味道，這是正常的，但經過染、製成衣服後，如果還帶有刺鼻味道，那就不要買了。棉、麻等製成的布料在製作過程易受環境影響而發霉，因此可能會添加化學物質，使衣物能防皺、防霉或防縮等，當中可能會含有甲醛成分，這點在購買時也要注意。

　　那麼製作衣物使用的材料有哪些呢？接著我們不妨就來認識一下。目前所使用主要的纖維種類，由來源可分為天然纖維和合成纖維：

● 天然纖維種類

I. 植物纖維

纖維素（Cellulose）是由 D-葡萄糖單元以 β 1->4鍵結方式形成的多醣類（Polysaccharide），主要化學元素就是由碳、氫、氧三元素所組成，例如棉、麻等。

2. 動物纖維

由動物的毛髮、皮、蠶絲等，經鞣製等加工製成的衣物布料，主要成分是角質蛋白（Keratin），含有較多種的元素，由碳、氫、氧、氮、硫成分元素所組成。

● 常見合成纖維種類

I. 再生纖維

植物的纖維素，經過化學物理方法處理所得的再生纖維，因光澤類似蠶絲，吸水性佳，又稱為人造絲或嫘縈（Rayon）。

2. 人造纖維

由簡單的有機分子經化學方法製成的聚合物，因此稱為人造纖維。

▌尼龍（Nylon）：是最早製成且產量居全球首位的合成纖維。尼龍 -6,6 是由己二酸或己二醯氯和己二胺的單元分子，經聚合反應而成的長鏈狀合成纖維。尼龍種類繁多，除尼龍 -6,6 外，尚有尼龍 -6、尼龍 -6,10、尼龍 -9、尼龍 -11 等。

■ 達克龍（Dacron）：是由乙二醇和對苯二甲酸的單元分子，經過酯化反應縮合聚合而成的合成纖維。

■ 奧龍（Orlon）：在丙烯腈（Acrylonitrile）單體聚合而成的聚丙烯腈纖維中，加入其他聚酯類製成的混合纖維。

　　雖然纖維是天然或合成的，不必然是區別衣物好壞的依據，但是若已知自己對某種材質容易有不良的反應，那麼在選購衣物時，自然要特別注意材質標示。另外，除了購買時要注意材質與是否有味道外，一般貼身衣物如內衣、T 恤、襯衫等，別忘了買回家後一定要洗過再穿上身，如果有褪色的狀況，最好要清洗到水色乾淨為止。

36. 衣物鮮豔色澤靠**重金屬**？

　　想穿著顏色鮮豔的衣服？當然可以，但有幾點需要注意，雖然有害的偶氮染料（Azo dye）已被禁用，但仍有不肖商人為了成本或是品質仍會使用。

　　若要衣料不易褪色，所用的染料必須要先能夠溶於水，以便滲透衣料與纖維結合。而進入衣料後，要不溶於水或與纖維緊密結合，以金屬離子做為媒染劑最為有效，可以分別和衣料、纖維形成鍵結，使染料得以固定在衣料上；但若選擇銅、砷、鉛、鎘、汞、鎳、鈷這類重金屬做為媒染劑，對健康風險就比較大。甲醛在衣料染整的過程中，可達到防皺、防縮、保持印花染色的耐久性，但長時間的吸入或攝取也是會有較高的健康風險。

* * *

　　染料是一門很專業的化學工業應用領域。從化學構造及其應用的分類來看，主要有發色團、助色團、偶氮基類、蒽醌基類等類型的染料被應用在紡織品上。

　　業者依據需要，使用適合的染料對紡織品進行染色，這些染料的目的是為了讓衣物有更多的色彩變化，所以希望使用時能不損壞紡織原料（染料不能破壞原料）、有效附著在紡織原料上（染上去不能很快褪色），而且能在染色後有較好的持久性（能耐風吹、日晒、水洗）。近年來由於科技的進

步，各式多樣化的紡織材質與技術，不斷的推陳出新，除了提供消費者在購買紡織品時有更多樣化的選擇外，也讓他們從衣物穿著或是其他有關紡織產品的利用上，很難分辨在產製過程中是否有使用了什麼有害的成分。

因此，為確保消費者使用紡織品的安全考量，經濟部標準檢驗局制定公布 CNS 15290〈紡織品安全規範（一般要求）〉以及 CNS 15291〈兒童衣物安全規範 - 兒童衣物之繩帶及拉帶〉國家標準；並在 2013 年 9 月 10 日進行修訂，將壬基酚聚氧乙烯醚（NPEO）及壬基酚（NP）納入管制。

由於有這樣的規範，**現在紡織品不論是進口還是國內生產製造，均須符合法規標準，並貼上 CNS 正字標記，才能在市面上販售。**臺灣的紡織、成衣業，在相對比較嚴格的管制規範下，衣服上殘留有毒化學物質的情況並不多見。所以民眾避免由衣物紡織品暴露在危害物中最好的方式，就是在購買使用前確認相關的標示。

此外，新衣服多少有些氣味，主要是紡織品生產使用原料、染整過程中所用染料原本有的氣味，有些甚至可能是因為儲存不當產生的異味。雖然標示都是合格產品，但是新的衣物無論有沒有氣味，最好都要清洗後再穿到身上，尤其是貼身的內衣和小孩子要穿著或是使用的嬰幼兒服飾（包屁衣、連身衣、PP 褲等），更是要先洗過再穿。

|||| CNS 15290 紡織品安全規範（一般要求）國家標準摘錄 ||||

項目	品質要求
游離甲醛 （Formaldehyde）	嬰兒用紡織品（0～24 個月）：≦ 20 ppm 與皮膚直接接觸之紡織品：≦ 75 ppm 與皮膚非直接接觸之紡織品：≦ 300 ppm 室內裝飾用等紡織品：≦ 300 ppm
偶氮染料（Azo dye）	≦ 30 ppm
鎘（Cadmium）	紡織品及衣服不得使用含鎘配件
鉛（Lead）	12 歲以下兒童用紡織品含鉛量，不得超過產品表面塗料中所含非揮發性成分重量之 90 ppm
有機錫（Organic tin）	三丁基錫（Tributyltin, TBT） 嬰幼兒用類（0～24 個月）0.5 mg/Kg 與皮膚直接接觸類 1 mg/Kg 與皮膚非直接接觸類 1 mg/Kg 室內裝飾用類 1 mg/Kg
	三苯基錫（Triphenyltin, TPT） 嬰幼兒用類（0～24 個月）0.5 mg/Kg 與皮膚直接接觸類 1 mg/Kg 與皮膚非直接接觸類 1 mg/Kg 室內裝飾用類 1 mg/Kg
壬基酚（NP） 壬基酚聚氧乙烯醚 （NPEO）	12 歲以下兒童用紡織品之 NPEO 及 NP 含量，均不得超過 1000 mg/Kg
物理性安全要求 （Physical safety）	兒童衣物（含兒童雨衣）之繩帶及拉帶，須符合 CNS 15291 及 EN 14682 規範

適用範圍：

1. 嬰兒（24 個月以內）用紡織品

   尿布／尿褲／內衣／口水兜／睡衣／手套／襪子／外衣／帽子／床上用品等。

2. 與皮膚直接接觸之紡織品類

   衣服／寢具／毛巾／帽子／圍巾／手帕／尿布／睡袋／襪子／手套、椅套／紗、布／衛生用品／手提袋／錢袋／皮包、公事包／玩具……等。

3. 室內裝飾用等紡織品類

   桌布／窗簾／沙發罩／壁飾／地毯……等。

4. 與皮膚非直接接觸之紡織品類

   非第 2、3 點之其他紡織品。

37. 洗衣精越單純越好

新的衣服有些來自衣服原料或是加工使用化學物的味道、穿過的衣服也會有汗水味、香水味或外來接觸的髒汙……由於各式各樣原因，使得衣物的洗滌成為日常家事中極具分量的一部分。於是，洗衣精自然成為生活必需品，挑選時不可不慎，因此我們也應該對洗衣精有些了解才是。

要徹底清洗掉衣物上的髒汙，除了少部分用清水即可達到目的外，大部分都還是需要用到衣物清潔劑，而這些清潔劑若殘留在衣物上，可能會經由皮膚接觸，傷害人體。不少人都喜歡衣物散發出香味，會選擇有香味的洗劑，但這些香味大多是人為添加香精，家中若有嬰幼兒或敏感皮膚的人就比較不適合，最好選擇成分較單純的洗衣精。

除了香精之外，洗衣精也常被報導說「甲醛或乙二胺四乙酸含量超標」，不過經濟部標準檢驗局已提出「洗衣用合成清潔劑」的 CNS 國家標準修正草案，在成分安全要求的部分，增訂「不得添加〈環境用藥管理法〉規定的環境用藥成分」、「不得添加〈農藥管理法〉規定的農藥成分」，以及「所添加之原料成分，應由廠商證明其安全性」等三項規定，將交由國家標準技術委員會開會討論。

* * *

衣物清潔劑從最早期的肥皂、洗衣粉，到現在

各種功效的合成清潔劑，選擇愈來愈多。

最安全的清潔劑是肥皂（Soap），為長鏈脂肪酸鹼金屬鹽類。肥皂化學組成一般可用 RCOOM 表示，RCOO- 為帶負電荷的碳氫長鏈脂肪酸，M+ 為帶正電荷的鹼金屬，例如鈉（Na）或鉀（K）。肥皂分子中同時含有帶電荷的親水性（Hydrophilic）和長鏈脂肪酸的疏水性（Hydrophobic），因此肥皂可以同時和油、水作用，經由油水界面的作用達成清除油汙的效果。

使用肥皂常會受到水質影響，因為水中含有鈣或鎂離子，會與肥皂中的脂肪酸產生沉澱，而影響肥皂的洗滌效果。化學合成的清潔劑不會與鈣、鎂離子產生沉澱作用，因此就用來取代肥皂做清潔衣物用途。常見的化學合成清潔劑為長鏈烷基苯磺酸鈉（R-C$_6$H$_4$-SO$_3$Na），主要有支鏈烷基苯磺酸鈉（Alkyl-benzene sulfonate, ABS）及直鏈烷基苯磺酸鈉（Linear alkyl-benzene sulfonate, LAS），由於 ABS 化學結構中含有支鏈的構造，在環境中不易被微生物分解，也被稱為硬性清潔劑。而因顧及對環境的影響，現今的衣物清潔劑以較易在環境中被微生物分解、被稱為軟性清潔劑的直鏈烷基苯磺酸鈉為主要製造成分。

由於要克服含鈣、鎂的硬水讓負離子型界面活性劑失效的狀況，廠商會在清潔劑中加入焦磷酸鈉（Sodium pyrophosphate）和三聚磷酸鈉（Sodium tripolyphosphate），以與鈣、鎂離子形成可溶於水的錯鹽，避免鈣、鎂離子影響界面活性劑的去汙效果。但是所添加的磷酸類物質，排放到環境中，大量的磷被排入水中，會使得藻類大量繁殖，雖然藻類可進行光合作用提供水中動、植物氧氣，但是水中的溶氧量有限，當藻類過分繁殖，光合作用產生的氧氣大部分都逸散到空氣中，水中過多的藻類對氧氣的需求，反而造成水中的氧氣不足，導致水中其他動植物的死亡。

因此，目前的趨勢是以不含磷的化學物，如矽酸鈉、矽酸鋁鈉類人造沸石（Zeolite）等取代磷的使用，或更進一步以微生物可分解的化學物，來減少對於環境的影響與衝擊。

38. 漂白劑不可隨興混用

　　當汙垢難以用衣物清潔劑洗淨時，就需要用到特別的酵素或漂白劑了。雖然同樣用來洗去髒汙，但與一般清潔劑使用的原理不同。衣物清潔劑是利用界面活性劑，使髒汙與水互相作用，將附著在衣物上的髒汙用水清洗沖走，主要作用是將髒汙成分從衣物設法移除；酵素或漂白劑則是以化學物與髒汙的成分發生反應（通常是將髒汙成分氧化分解），破壞去除髒汙的成分，主要是用分解方式完成去汙的目的。

　　其中酵素（Enzymes）是生物性的清潔劑，兩種常用的酵素是澱粉酵素（Amylases）和蛋白質酵素（Proteases），用來對髒汙成分進行分解作用。而常用的漂白劑也分為兩類，分別是氯系漂白劑和氧系漂白劑。

　　氯系漂白劑主要的成分是次氯酸鈉（Sodium hypochlorite, NaClO），是非常普遍的清潔用品，許多家用環境清潔衛生用品都是以次氯酸鈉為主要成分，利用它能使微生物的蛋白質變質，有效殺滅細菌、真菌及病毒，具有消毒及殺菌的作用。**氯系漂白水須注意不可與酸性清潔劑（例如清潔廁所用的鹽酸）混用，以免產生氯氣等有毒氣體。**

　　氧系漂白劑主要成分是過氧碳酸鈉（Sodium carbonate hydrogen peroxide, $2Na_2CO_3 \cdot 3H_2O_2$）及

過氧化氫（Hydrogen peroxide, H₂O₂），兩個都是利用過氧化氫的作用達到漂白與消毒的作用。

＊　＊　＊

這些酵素清潔劑及漂白劑都不是具有高毒性的化學物，而且衣物再經清水沖洗及晾晒、烘乾後，殘留在衣物上的量都是極低的。因此，如果正常使用，大部分的家庭成員並不會暴露在高劑量下。不過為以防萬一，避免危害，使用這些清潔劑或漂白劑要注意：

1. 將清潔劑妥善存放於安全且孩童無法取得的地方。
2. 別因為怕洗不乾淨或效果不好，就使用過量。
3. 不要與多種清潔劑或是漂白劑混用，以免產生毒害。

39. 貼身衣物避免用**乾洗**！

　　乾洗是指沒有用水，而是以有機溶劑，對衣物上的髒汙進行洗滌的方法。主要是用來洗掉油性髒汙，洗過後衣服不會發生變形或是縮水的情形，因此一般是用於洗滌各種高級衣物，例如真絲、毛料和皮革等。

　　用於乾洗的有機溶劑需要幾個特性：

1. 不與清洗的衣物發生化學作用或是損壞。
2. 揮發性好，洗後能快速從衣物上除去。
3. 因為是易揮發的溶劑，一定要不容易燃燒或爆炸。
4. 最好沒有味道，才不會殘留在衣物上。
5. 清洗效果好。
6. 洗滌後的溶劑容易回收再用。

　　符合上面幾項要求的乾洗溶劑，目前在應用上以烴類及四氯乙烯（Tetrachloroethylene）為主，臺灣大部分洗衣業者使用石油系溶劑為乾洗溶劑，少部分則是使用四氯乙烯為乾洗溶劑。因為乾洗需要專門的設備，僅有專業的洗衣店會使用，而且價格遠比水洗要貴，所以儘管大多數紡織品可以用乾洗方式清洗，一般民眾還是很少完全以乾洗取代水洗，接觸到乾洗劑的機會並不大。

　　目前用於乾洗的溶劑主要有四種，其優缺點比較如下表：

可用的乾洗劑	優點	缺點
四氯乙烯	1. 性質穩定，較不揮發、不易燃 2. 對油汙有強溶解力	1. 列管第一、二類毒化物 2. 曾發生嚴重環境汙染問題 3. 設備昂貴，處理成本高
石油系溶劑	1. 設備簡單，處理成本較低 2. 溶劑價格低 3. 設備容易操作	1. 低閃火點，有爆炸的危險 2. 去汙效果不如四氯乙烯 3. 排放具刺激性成分
矽基溶劑	1. 去汙效果與四氯乙烯差不多 2. 高閃火點，安全性較高 3. 經水及二氧化碳作用為二氧化碳，具環境友善概念	使用不普及
超臨界二氧化碳	1. 二氧化碳在大氣中即有存在 2. 強溶解力 3. 低反應性	尚無商品化設備

　　表中的四氯乙烯已被環保署列管為第一、二類毒性化學物質，禁止用於文具中的修正液及簽字筆墨水溶劑。國內也僅有極少數的乾洗店在使用，而且除非是極不易清洗的油汙才會用到它。

　　一般民眾如果對日常乾洗衣物所殘留的微量溶劑仍有疑慮，可以**避免將貼身衣物或是與身體接觸時間長的床單、枕頭、被套用乾洗的方式洗滌**，而平常較常乾洗的衣物則盡量以石油系溶劑清洗，這樣就可以減少接觸的機會。

40. 化粧品裡花樣多！

　　化粧品承載著許多人對於美和健康的嚮往。然而市場上有很多化粧品，為了強調速效，會在產品裡添加一些可能影響人體健康的重金屬，例如汞、鉛、鎘及砷，而近年來新聞也報導有南韓含銻的商品在市面上流通。

　　隨著經濟的發展及生活品質的提升，化粧品也由奢侈品而逐漸變成民眾生活的日常用品，有些人甚至將化粧品的使用視為衣物一般，沒有化粧就像沒穿衣服，不敢頂著素顏出門。而這些我們日常使用的化粧品，正是以化學物去製造生產，因此，化粧品中究竟含有哪些化學成分，會經由什麼途徑進入人體，對身體有沒有什麼危害性，是很值得我們去認識與了解的。

　　首先從法規上來看，化粧品的主管機關是衛生福利部食品藥物管理署，為管理化粧品而定有〈化粧品衛生安全管理法〉（最新修正 2018 年 5 月 2 日），其主要目的是維護化粧品之衛生安全，以保障國民健康。

● 化粧品定義

　　在管理法中定義「化粧品」為施於人體外部、牙齒或口腔黏膜，用以潤澤髮膚、刺激嗅覺、改善體味、修飾容貌或清潔身體之製劑。但依其他法令

認屬藥物者，不在此限。

● **化粧品成分規定**

化粧品的「成分」即為**化粧品中所含之單一化學物質或混合物**。而管理法中禁止使用對人體健康有危害的成分，如第六條：

「化粧品不得含有汞、鉛或其他經中央主管機關公告禁止使用之成分，但因當時科技或專業水準無可避免，致含有微量殘留，且其微量殘留對人體健康無危害者，不在此限。」及「中央主管機關為防免致敏、刺激、褪色等對人體健康有害之情事，得限制化粧品成分之使用。」

「第一項禁止使用與微量殘留、前項限制使用之成分或有其他影響衛生安全情事者，其成分、含量、使用部位、使用方法及其他應遵行事項，由中央主管機關公告之。」

由這個〈化粧品衛生安全管理法〉所規範的條文，可以發現汞、鉛是不能出現在化粧品中的，另外就是由中央主管機關公告禁止使用的成分。而其他對人體健康有害的成分則限制使用。

* * *

化粧品產品成分基本上含有溶劑（包括界面活性劑）、防腐劑、主要目的成分、色素和香料。以下簡單做個說明：

1. 溶劑

以溶劑而言，部分具有清潔功能的化粧品類別中，界面活性劑即為主要目的作用成分，這也是化粧品產品中很重要的一項功能，像是香皂、洗髮精、洗面乳、沐浴乳、牙膏等衛生清潔用品，都是以界面活性劑做為主要目的成分。在化粧品中溶劑及界面活性劑的作用，也是用來把脂溶性及水溶性的主要目的成分均勻混合，成為狀態穩定的商品，或是將脂溶性的主要目的成分溶入以水為基質的產品中。

2. 防腐劑

由於很多化粧品都含有高營養的成分，如果沒有做好防腐的處理，很容易腐敗或孳生細菌，因此防腐劑的使用與添加也是製作過程中的重要環節。

3. 主要目的成分

而最重要的主要目的成分，就是化粧品中的靈魂了，當然這個成分所標榜的功能，比如美白、保濕、滋潤、防晒、深層清潔……等，也是消費者購買及使用這個產品的目的。

4. 色素和香料

添加色素與香料，能讓化粧品有多樣化且具有個別商品特色的呈現。

● 化粧品的禁止使用成分

由於化粧品不斷推陳出新，許多新成分被應用在化粧品中，但也有很多的成分在後續研究及評估後，被發現用在化粧品會有危害健康風險，因此，

〈化粧品中禁止使用成分〉的發布時常在更新。

　　禁止使用成分表包括歷年所公告的成分，從最早的水銀（汞）及其化合物、硼酸（Boric acid），一直到 2018 年初公告的鋇鹽（Barium salts）等成分，累計已有三百多項。而這些禁止使用成分中有些一般人熟知其具有較強毒性的，例如 2005 年公告的氯仿（Chloroform），但也有一些是食物中常見的成分，例如兒茶酚（Catechol），甚至還有天然物來源的成分，例如月桂子油（Oil from the seeds of *Laurus nobilis* L.），也都被禁止出現在化粧品中。

* * *

　　而從化粧品中被禁止使用成分的例子，消費者應該要認知幾個事實，也是本書在最開頭提到的：**一個化學物的來源是「天然物」或「人工合成化學品」，不能做為一個化學物安全與否判別的依據，所以不是天然物來源的物質就表示安全。**其中「月桂子油」就是一個很好的例子。

　　月桂是一種樟科（Lauraceae）月桂屬（*Laurus*）的植物，是藥用及園藝植物，乾燥的葉子還可做為調味用。它的花、莖、葉及果實可榨油，做成食用油及精油，網路上也可以找到很多月桂精油的相關產品。然而，在前述衛福部「化粧品中禁止使用成分總表」依然可以發現「月桂子油」是被禁止使用的成分，這是為什麼呢？原來月桂子油中所含的醋酸芳樟酯（Linalyl acetate）是可能的致敏化合物。

2017 年衛福部曾公告禁用包含黃樟素、馬鞭草油、海芋、無花果葉等 15 種天然植物萃取物於化粧品中。原因是近年國際研究發現，這些天然的成分使用在皮膚上，恐刺激與傷害皮膚。因此食藥署表示，於 2018 年 7 月 1 日起，倘若這些成分使用於化粧品，違者最重可判 1 年以下有期徒刑。

● **化粧品選用安全三重奏**

所以在購買及使用化粧品時，可以依循食品藥物管理署所建議的「化粧品選用安全三重奏」挑選及使用。

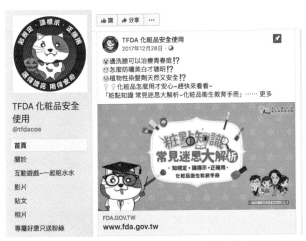

▲食藥署設有化粧品安全使用的臉書專頁，讓大家可以隨時知道最新的相關訊息。

1. 知規定

認識有關化粧品管理的法規，如對〈化粧品衛生安全管理法〉及〈化粧品中禁止使用成分〉要有

基本的了解。知道化粧品有哪些種類，除了底妝、唇膏、指甲油等產品外，也包括了各式保養品與防晒產品、染燙髮劑、洗髮精及體香劑等。

2. 識標示

仔細「看」化粧品廣告提供的產品訊息，選購產品前，應先睜大眼睛看清楚化粧品的產品介紹內容，至零售通路購買時要詳加確認產品資訊，是否符合化粧品的標示規定。對於過度誇張宣稱效能的化粧品，則應提高警覺，並針對不清楚的部分多加提問，以免購入來源不明、過期或是含有可能危害健康成分的產品。

3. 正確用

依據產品標示及注意事項正確使用，並留意產品廣告宣稱療效。一般化粧品應標示名稱、用途、使用方法、製造及進口商名稱、成分、重量、批號或出廠日期、保存期限及方法，消費者使用前應仔細閱讀。

此外，化粧品不是藥品，無法治療或預防疾病，任何宣稱療效的廣告都屬誇大不實，包含除疤、消炎、消水腫、減肥、豐胸、全天然、立即見效或無副作用等。而天然物不是都能合法添加於化粧品，也不能保證化粧品成分是天然的才好用、安全，甚至為便於消費者保存及使用，大多數化粧品使用的成分配方仍以化學成分居多。

除了以上的注意事項外，使用新產品前，可先

塗抹一些在手臂內側，半小時後再觀察肌膚有無泛
紅或發癢等不適感，來決定是否選用該化粧品。

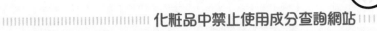

化粧品中禁止使用成分查詢網站

想了解哪些成分被衛生福利部訂為禁止使用成
分，請上衛福部食品藥物管理署網站查詢下載：
https://goo.gl/SERXoj

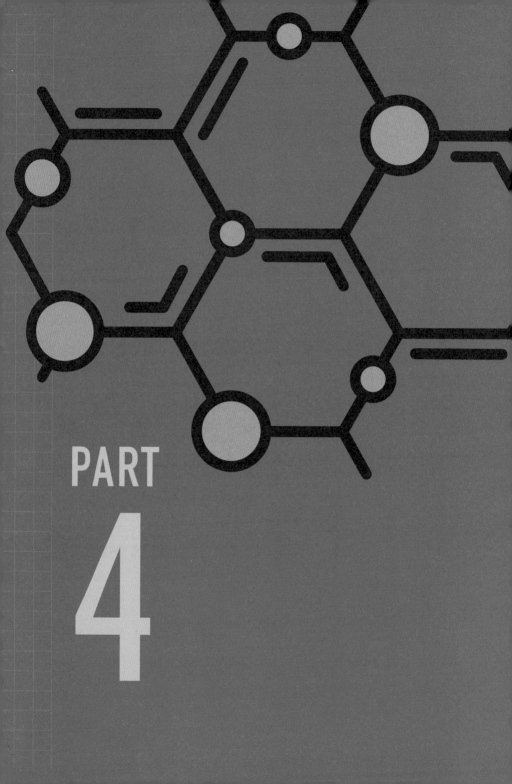

PART
4

環境中的有毒物質

　　有毒物質進入人體的主要途徑，分別是經由「口服（Oral）」、「皮膚（Skin）」或「吸入（Inhalation）」，我們可以不吃、不接觸，但卻不能不呼吸！而有哪些東西是讓我們在呼吸之間，無形之中就不斷接觸到有毒物質呢？

無法暫時停止呼吸怎麼辦？

生活環境中，散發在空氣之中的有害物質，來自室內建築使用的材料，以及住家環境的清潔。尤其是自建材中所釋放出來的！據內政部建築研究所 1999 年「建築室內環境保健綜合指標之研究」成果，空氣環境影響因子中建材相關要項達一半以上，顯見建材對人體健康的影響有多大。

由於建築物使用期間非常的長，因此建築的材料需要許多強固或是防止腐朽的處理，而這些為了建築材料的硬化、膠合及防腐等處理所添加的各種化學物質，例如甲醛、防腐劑，或者油漆中的揮發性物質，在建築裝修完成後，就會逐漸釋放至空氣中，而且隨著時間、溫度及濕度等各種環境條件，釋放到這個建築物的空間內，而這個空間卻正是人們日常生活所在，因此對人體健康的影響是長期且深遠的。

建築材料的生產與使用是許多技術的結合，一般民眾不太容易深入了解其中各項處理的細節。為了避免長期暴露於這些物質，建議挑選建材時，參考使用綠建材標章，經過單位驗證符合健康、生態、再生、高性能的建築材料。

其他的吸入途徑還有殺蟲劑，無論是噴劑或蚊香，雖然有其使用的必要性，但一定要遵從使用規定，才不會蟲還沒消滅，反而自己先受到傷害。

41. 慢慢危害健康的**甲醛**

　　甲醛大概是最為人們所熟知的裝潢殘留化學物質了，而它也的確普遍存在於許多建築材料中，包括樹脂膠人造板、合板、細木板、纖維板、刨花板等板材，還有壁紙、油漆、家具、化纖地毯和泡沫塑料中也會有，再加上有些建材使用的甲醛樹脂會緩慢持續放出甲醛，成為造成室內空氣嚴重汙染的成分之一。

　　甲醛的釋放通常是慢慢釋出，新的材料在最初所釋出的甲醛量最高，一段時間後，釋出量便會漸漸降低。而要如何避免接觸到甲醛？有以下幾種方式：

● 從來源做起

　　就是從建築材料的來源著手，從家中裝潢與家具使用材料的選購開始，例如盡量選用原木或金屬材質來製作家具和裝修，減少需要大量膠合的木製品；挑選材料從合格的產品中選擇……簡單來說，從來源就減少甲醛含量，是最好的方法。

● 加強室內的通風

　　加強通風，可以稀釋室內存在的甲醛量，但是導入室外空氣通風時，也要注意戶外的空氣品質是否良好，不然把外面戶外汙染程度較嚴重的空氣導引到室內來，反而對健康不好。

● 使用空氣清淨機

有些空氣清淨機除了過濾的基本功能外，也有其他吸附或是分解化學物質的功能，可以減少室內空氣中的甲醛含量，但不論是自然通風或是使用空氣清淨機，都需要持續維持一段長時間，因為甲醛是持續的從材料中釋放出來。一段時間沒有交換流動，甲醛在室內空氣中的濃度就會增加。

|||| 綠建築標章 ||||||||||||||||||||||||||||||||||||||||||||||||||||||||||||||

內政部建築研究所為鼓勵興建省能源、省資源、低汙染之綠建築，建立舒適、健康、環保的居住環境，發展以「舒適性」、「自然調和健康」、「環保」等三大設計理念，特委請財團法人中華建築中心於 1999 年 9 月 1 日正式公告受理「綠建築標章」申請（https://goo.gl/LC9QtP）。

標章核給須進行綠建築七大指標評估系統之評估，包括基地綠化指標、基地保水指標、水資源指標、日常節能指標、二氧化碳減量指標、廢棄物減量指標、汙水垃圾改善指標，經綠建築標章審查委員會審查通過始可發給標章，評定為綠建築。

然而，隨著 2003 年〈綠建築解說與評估手冊〉的檢討更新，決定於七大指標系統外，加入生物多樣性指標與室內環境指標，成為九大指標。藉此將綠建築由過去「消耗最少地球資源，製造最少廢棄物的建築物」的消極定義，擴大為「生態、節能、減廢、健康的建築物」的積極定義。

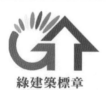

◀ 綠建築標章

42. 木材裡有**防腐劑**？

　　為防止木材腐朽，避免真菌、白蟻危害木材，需要在木材中添加木材防腐藥劑，如國內古蹟或廟宇修築經常使用含鉻化砷酸銅的木材防腐劑，但這種防腐劑會因氣候、雨水或酸度釋出重金屬砷、鉻及銅，其中以砷釋出汙染環境最嚴重。

　　木材是天然的材料，在自然狀況下會被微生物或昆蟲等生物侵入，因此將木材做為建材或是製造家具之前，需要進行防腐處理，以保護木材免受生物的蛀腐，延長使用的年限。而且木材是珍貴的天然資源，有效的防腐讓木材使用年限增加，減少森林的砍伐，也是一種自然資源保護的做法。

＊ ＊ ＊

　　木材防腐劑一般要有以下幾項特性：

1. 藥效好
　　使用防腐劑進入木材內的量通常較低，需要有好的藥效，才能在低藥量下發揮效果。

2. 持久性佳
　　能長效維持木材防腐效果，需要一定的持效性。

3. 滲透力強
　　要能進入木材內部，需要較強的滲透力。

4. 人畜毒性低
　　木材多用於建造住家或製造家具，與人的生活接觸頻繁，因此需要是對人畜低毒性的。

早期的木材大多使用鉻化砷酸銅（Chromated copper arsenate, CCA）來防腐，但後來經證實處理過的木材，會釋出重金屬及鉻，對人體具有致癌性，環保署已嚴加管制，禁止鉻化砷酸銅做為木材防腐劑，改以安全性較高的新防腐劑烷基銅銨化合物（Alkaline copper quaternary, ACQ）取代。

　　臺灣的建築木材主要用於裝潢，較少完全以木材為主建物。早期使用的裝潢建材，若是以鉻化砷酸銅做為防腐藥劑，用在易跟皮膚接觸的家具、桌椅，最好是盡量避免接觸。而環保署也針對室內建材、家具、戶外桌椅、遊戲場所、景觀陽台、走廊、柵欄及有可能與皮膚直接接觸之用途，進行禁用。

　　那麼要如何知道木料建材和家具桌椅是不是用藥劑做了防腐處理呢？消費者可以**觀察木料的表面光潔度**，藥劑處理後表面是否有粉末等雜質，顏色均勻度及產品是否有檢驗合格證書，來判斷是否使用防腐劑。

43. 油漆的選用關係室內空氣品質

　　居家環境的舒適度及美觀，也是現代人追求的項目之一。但有些居家裝潢、建築內外牆裝飾所使用的塗料，曾傳出釋放甲醛及揮發性有機化合物，對人體健康有害，因此，建議盡量選用有內政部核可的綠建材標章產品，不但對環境友善，也能同時兼顧健康。

＊　＊　＊

　　上漆是美化環境的快速方式，無論是牆壁的粉刷，或者為家中老舊家具重新上色，都可以讓整個住居呈現更多彩多姿的樣貌，甚至像是替居家環境換上一件新衣服。

　　但選擇塗料要慎重。經濟部標準檢驗局規格訂有塗料標準，選用時只要遵循規則即可。以 CNS 4940 標準為例，依塗料用途區分為室內用、室外用及抗黴用，並在規定其耐鹼性、耐濕性等與品質相關的性質外，也針對甲醛釋出量及揮發性有機化合物（VOC）之限量值做了規定，藉以降低彩裝後室內（外）有害物質，改善空氣品質，並確保民眾的健康與安全。而為維護居家環境空氣品質，選購塗料時要注意：

1. 檢視成分及用途標示。
2. 選用品質經檢驗符合 CNS 規定，認清標示圖示及「正字標記」產品，以確保使用的塗料品質。

＊　＊　＊

　　除了塗料外，在建材選擇上也要注意，參考「綠建材標章」，可避免裝修材料、辦公家具等設施中有化學物質釋出。

　　其次，在室外空氣品質較佳的時候，加強室內外空氣的流通，減少室內空氣中的化學物質濃度。最後，在密閉或通風不好的室內，減少使用含揮發性化學物質的用品（使用時有較強烈氣味）。總之，維護居家環境的空氣品質，就是**盡量從源頭減少化學物的釋放**。

|||| **綠建材標章** ||||||||||||||||||||||||||||||||||||||||||||||||||||||||||||||||||||||||

除了綠建築標章，內政部建築研究所也推動「綠建材標章制度」，自 1999 年起即進行相關建材逸散分析研究，以及相關建材檢測試驗設備建置，歷經周密的規劃研究與研擬，於 2003 年開始籌畫臺灣綠建材標章制度。歷經草創時期的努力，綠建材標章制度終於在 2004 年 7 月正式上路，率先針對「健康」綠建材、「再生」綠建材兩類進行審查與標章核發，而技術部分則有綠建材「通則」以及「健康、生態、再生、高性能」等四類綠建材評定基準（與綠建築積極定義為「生態、節能、減廢、健康的建築物」，兩個標章不太一樣）。2005 年起，臺灣綠建材標章全面開放受理申請，並陸續推行多項鼓勵綠建材標章申請的措施，與多方進行綠建材觀念的推廣宣導。

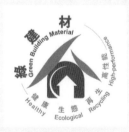

◀ 綠建材標章

為了生活上的便利與生活品質的提升，相當多的生活用品在製造生產過程中，無可避免的應用了許多的化學品，而這些產品雖然提供人們便利，但卻在無形中將化學物質帶入到我們生活環境中的各個區域。例如在書房中使用的文具（立可白）、臥室中使用的芳香劑（室內芳香劑、香氛蠟燭或蚊香、電蚊香）、餐廳和廚房使用的環境清潔用品（清潔劑、消毒水）、廁所使用的清潔劑（浴廁清潔用品）、辦公場所的影印機、電腦、印表機等等，都是化學物質逸散至空氣中的來源。

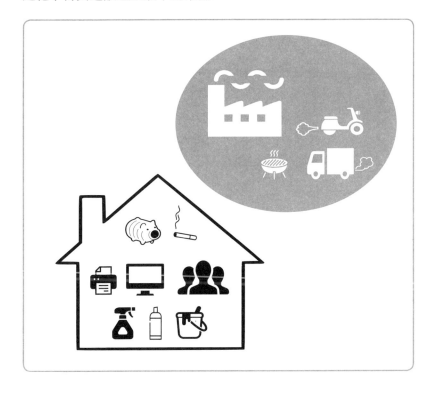

44. **殺蟲劑**是農藥？

　　家中常買的殺蟲劑，專業說法是「環境衛生用藥」，屬於「環境用藥」的一種。環境用藥是指用於環境衛生或汙染防治等用途之化學性藥品或微生物製劑，其種類包括環境衛生用藥、汙染防治用藥及環境用藥微生物製劑。所以，環境用藥也包括了處理汙染用途的化學藥劑。

　　環境用藥與農藥許多藥劑的主成分相同，但在臺灣兩種藥物的管理機關不同——「環境衛生用藥」管理單位是環境保護署，而「農藥」的管理單位則是農業委員會。就環境用藥來說，可簡單區分成一般環境用藥及特殊環境用藥。一般環境用藥在商店或超市可直接購買，而特殊環境用藥為病媒防治業者及專業人員才能使用的藥劑，需要證照才能購買及取得。民眾在選用環境用藥時，要注意是經過環保署審查核可，並依標示方法使用，不要輕忽注意事項，即可避免受到危害。

＊　＊　＊

　　環境衛生用藥的使用，由於與民眾日常生活環境貼近，如果稍有不慎就可能造成危害。因此在管理上，將環境用藥依其使用濃度及使用方式，區分為環境用藥原體、特殊環境用藥、一般環境用藥。

● 環境用藥原體

是用以製造、加工一般環境用藥及特殊環境用藥所需之有效成分原料，只有環境用藥製造業者才會取得及使用，一般民眾是不會接觸到原體的。

● 特殊環境用藥

是將環境用藥原體經製造、加工後所製成的特殊環境用藥成品，由於這類藥劑可能需進行稀釋調配，具有較大的危險性，有些在用藥時需要特殊的設備，人員要經過一定的訓練課程取得證照，而且要在適當的安全防護措施下使用，加上除了使用上的規定外，購買也限資格，一般民眾是無法接觸到這類藥物。

而在公寓大樓進行大規模消毒或病媒防治作業時，通常用的就是「特殊環境用藥」，所以住戶會看見公告張貼，設置隔離，使用者穿著適當防護措施進行藥劑噴施。當我們發現住家附近有關於消毒或病媒防治作業的通知，務必確認防治作業的時間，並依照公告上的注意事項協助配合，以避免無謂的接觸風險。

● 一般環境用藥

就是以環境用藥原體製造、加工後的成品，其成分符合中央主管機關所規定限量，而使用者無需複雜的稀釋或是調配，直接可以簡便使用的藥品，如噴霧殺蟲劑、蚊香、液體電蚊香、蟑螂餌劑等。

＊ ＊ ＊

　　在使用環境衛生用藥，也就是我們一般家用的殺蟲劑時，需要注意幾個重點：

1. **勿購買無主管機關核可的殺蟲劑**。在國外網拍賣場販賣的環境用藥大都未經國內主管機關的核可，購買使用危險性大。

2. **確實依照標示使用**。目前環保署審查核可的環境用藥均屬中、低毒——「對老鼠口服之半數致死劑量（LD_{50}）固體為 500 mg/Kg，液體則是 2000 mg/Kg」，依照上面標示方法使用，並遵循注意事項，即能避免受到危害。只要具有環境蓄積、致腫瘤、致畸胎、異常代謝及蒙特婁公約規定之化學物質，皆禁止添加於環境用藥，因此，依標示及注意事項使用環境衛生用藥是最重要的。

選購環境用藥四步驟

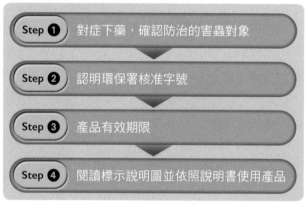

Step ❶　對症下藥，確認防治的害蟲對象

Step ❷　認明環保署核准字號

Step ❸　產品有效期限

Step ❹　閱讀標示說明圖並依照說明書使用產品

※ 參考資料來源：行政院環保署環境用藥安全使用宣導網站

3. **使用噴霧殺蟲劑要注意隔離**。噴灑前,將家人及寵物撤離,食物及食器收藏妥當,魚缸務必加蓋並暫時停止打氣,關閉門窗。噴灑的人穿著長袖長褲、戴口罩,施藥時將噴口朝屋內方向噴,人則由屋內倒退走向屋外,若有前後門則要注意風向,逆著風向倒退走,離開現場。約 30 分鐘後打開門窗讓空氣流通。噴霧罐不可對著火源噴,以免引起火災。

4. **使用蚊香或電蚊香要注意周遭環境**。室內使用時,若有人在,要注意通風,小心不要在周遭放置易燃物,以免引起火災。家中有老人、幼童或患有呼吸道疾病者要少用。

5. **注意孩童安全**。避免讓孩子接觸殺蟲劑,也不要觸碰電蚊香,以免被發熱板灼傷。

6. **使用後要洗手**。接觸或使用殺蟲劑後,一定要用肥皂洗手。

2017年在歐洲家禽蛋中發現殘留芬普尼（Fipronil），引發風波，就是不正確的用藥所引起。芬普尼分別使用在農藥、環境衛生用藥與動物用藥中，農藥中是含4.95%的芬普尼水懸劑，目前已被農委會公告禁用；環境用藥裡有芬普尼2.92%乳劑，為特殊環境用藥，在環保署規定下仍可使用。動物用藥是使用在家中寵物身上，如蚤、蝨可以用芬普尼0.25%噴劑來防治。

但食用雞身上的蚤、蝨，以及雞舍消毒，主管機關都未核可使用任何含芬普尼的藥劑。因此，不論「農藥」芬普尼水懸劑、「環境用藥」芬普尼乳劑，或是「動物用藥」芬普尼噴劑，若使用在雞身上或是消毒雞舍皆是違法的行為。

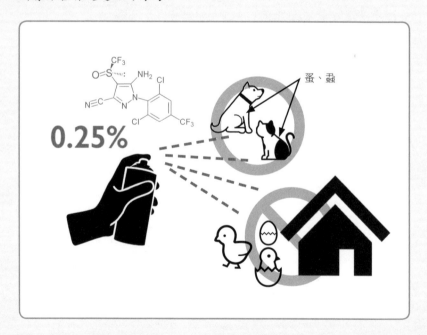

45. 難以避免的**空氣汙染**

在生活環境中最廣泛而難以避免的有毒物質危害，最主要就是空氣汙染的暴露，不論是戶外的或是室內的空氣，都與我們生活的安全息息相關。

戶外的空氣我們難以掌控，但目前臺灣針對空氣有訂定〈空氣汙染防制法〉，以降低空氣汙染，維護國民健康、生活環境，提高生活品質。

環保機關透過設置在各地的空氣品質監測站，監控各個區域的空氣品質，針對不同的汙染物訂定空氣品質標準，並且進行監測，例如細懸浮微粒（PM2.5）、總懸浮微粒（TSP）、二氧化硫（SO_2）、二氧化氮（NO_2）、一氧化碳（CO）、臭氧（O_3）等，長時間記錄監測質與計算平均值，以其對人體健康的影響程度，分別換算出不同汙染物之副指標值，再以當日各副指標之最大值做為當日之空氣品質指標值（AQI）。

上面列出的汙染物中，懸浮微粒（Particulates matter, PM）就是漂浮在空氣中小小粒狀物，我們經常聽到的PM2.5就是粒徑小於2.5微米（μm）的懸浮微粒，因相較於PM10（粒徑10微米），PM2.5更細小，因此稱為細懸浮微粒。PM2.5比PM10更容易深入人體肺部，對健康影響更大。若細微粒又附著其他汙染物，將更加深對呼吸系統之危害，因此，目前氣象預報也包括空氣品質預報，

以提供民眾進行戶外活動參考。

　　而室內的空氣品質，除了自家建材塗料選擇可避開易散發化學物質的材質外，對於公共的室內空間，我們同樣無法掌控。

＊　＊　＊

　　室內空氣中汙染物的種類與戶外的空氣汙染物有許多不同，不光是一氧化碳及 PM10、PM2.5，包括其他室內裝修材料與設備商品釋放的甲醛、臭氧，以及人員的活動導致二氧化碳增加而影響空氣品質，或是室內環境整潔維持造成的微生物，都對於室內活動的民眾健康有害。因此，環保署也制定了〈室內空氣品質管理法〉，對供公眾使用的建築物與大眾運輸工具中的空氣品質進行管理。

　　通常在密閉環境產生之室內空氣汙染物，只要了解後，大多可以避免，而這些汙染來源包括：

1. 二氧化碳（CO_2）

　　大氣中本來就有 300 ～ 500 ppm 的二氧化碳濃度，而且人呼吸就會產生二氧化碳，如果**室內空氣不夠流通，加上人潮集中擁擠，很容易會二氧化碳濃度過高**。所以進入室內公共場地時，要注意通風情形，避免在人潮過多地點待太久。

2. 一氧化碳（CO）

　　室內一氧化碳主要肇因是燃燒不完全，例如烹飪或取暖時，使用瓦斯爐、電爐、暖爐、壁爐等設備，無論是**燃燒木材、煤、油、瓦斯等都可能產生**

一氧化碳。另外，抽菸、停車場汽車或是戶外汽機車等排放的廢氣進入到室內，也都是禍源。

3. 甲醛（HCHO）及揮發性有機化合物

　　主要產生甲醛等揮發性有機物的來源為裝修建材、油漆粉刷、家具或是日常生活用品，例如清潔劑、化粧品、油漆、香菸、個人保養清潔用品等，其他像是辦公室的影印機、印表機等機具，皆是室內揮發性有機汙染物的來源，所以在選擇建材時要多注意相關資訊（詳見 P.165 甲醛介紹）。

4. 細菌（Bacteria）及真菌（Fungi）

　　廁所、洗手台積水或是濕氣聚積的區域、空調系統的濾網，還有天花板牆壁角落及地毯，如果潮濕且積塵，很容易孳生黴菌、細菌。（甚至招惹來肉眼幾乎看不到的有害小生物——塵蟎。）

5. 懸浮微粒（PM10 及 PM2.5）

　　室內抽菸是懸浮微粒的主要來源。此外，室內的花卉盆栽或是蕨類植物產生的花粉、孢子，人體或寵物掉落的毛髮、皮屑，也都是室內空氣汙染的來源。

6. 臭氧（O_3）

　　室內臭氧主要來源是辦公室影印機及雷射印表機，最好是擺放在空氣流通處，或者盡量不要待在使用中的機器旁。

個人住家環境的室內空氣品質維護，可如前述自建材的選擇、空氣清淨機的使用到維持空氣流通。但公共空間的空氣品質有賴空間提供者的管理

空氣品質指標（AQI）與健康影響

空氣品質指標（AQI）	0 ~ 50	51 ~ 100	101 ~ 150
對健康影響與活動建議	良好 Good	普通 Moderate	對敏感族群不健康 Unhealthy for Sensitive Groups
狀態色塊	綠	黃	橘
人體健康影響	空氣品質為良好，汙染程度低或無汙染。	空氣品質普通；對非常少數的極敏感族群會產生輕微影響。	空氣汙染物可能會對敏感族群的健康造成影響，但對一般大眾的影響不明顯。
一般民眾活動建議	正常戶外活動。	正常戶外活動。	1.如果有不適，如眼睛痛、咳嗽或喉嚨痛等，應考慮減少戶外活動。 2.學生仍可進行戶外活動，但建議減少長時間劇烈運動。
敏感性族群活動建議	正常戶外活動。	極特殊敏感族群建議注意可能產生的咳嗽或呼吸急促症狀，但仍可正常戶外活動。	1.有心臟、呼吸道及心血管疾病患者、孩童及老年人，建議減少體力消耗活動及戶外活動，必須外出時應佩戴口罩。 2.有氣喘的人可能需增加使用吸入劑的頻率。

及環保主管單位的稽查，使用者則自我要求盡量減少到室內空氣不流通且人潮擁擠的地方。

151 ～ 200	201 ～ 300	301 ～ 500
對所有族群不健康 Unhealthy	非常不健康 Very Unhealthy	危害 Hazardous
紅	紫	褐紅
對所有人的健康開始產生影響，而對於敏感族群的影響可能較嚴重。	健康警報！對所有人都可能產生較嚴重的健康影響。	健康威脅達到緊急，所有人都有可能受到影響。
1.如果有不適，如眼睛痛，咳嗽或喉嚨痛等，應減少體力消耗，特別是減少戶外活動。 2.學生應避免長時間劇烈運動，進行其他戶外活動時，應增加休息時間。	1.應減少戶外活動。 2.學生應立即停止戶外活動，並將課程調整於室內進行。	1.應避免戶外活動，室內緊閉門窗，必要外出應佩戴口罩等防護用具。 2.學生應立即停止戶外活動，並將課程調整於室內進行。
1.有心臟、呼吸道及心血管疾病患者、孩童及老年人，建議留在室內並減少體力消耗活動，必須外出時應佩戴口罩。 2.有氣喘的人可能需增加使用吸入劑的頻率。	1.有心臟、呼吸道及心血管疾病患者、孩童及老年人應留在室內並減少體力消耗活動，必須外出時應佩戴口罩。 2.有氣喘的人應增加使用吸入劑的頻率。	1.有心臟、呼吸道及心血管疾病患者、孩童及老年人應留在室內並避免體力消耗活動，必須外出時應佩戴口罩。 2.有氣喘的人應增加使用吸入劑的頻率。

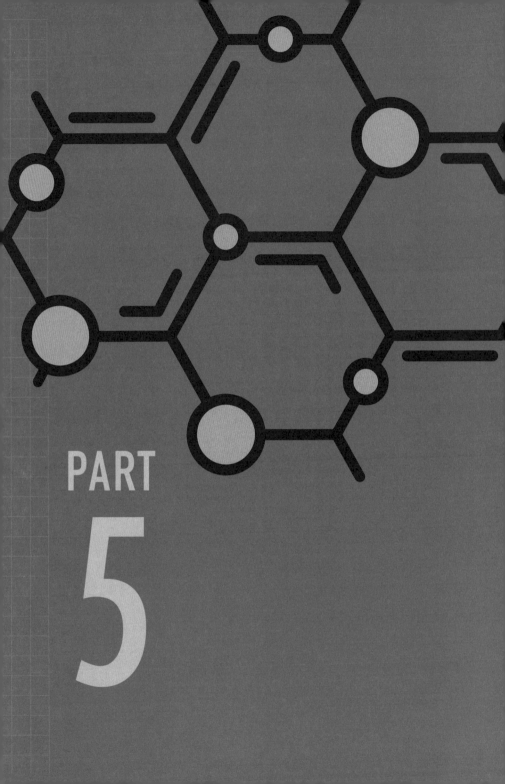

PART

5

毒物魅影，流言破解

　　常聽說「釀造食品有毒不能吃！」、「食物微波後會產
生毒素不能吃！」、「味精會致癌不能吃！」、「雞脖子有
毒素不能吃！」⋯⋯相信大家也常收到這類網路傳言，到底
是真是假，到底還有哪些東西可以吃？來聽專家如何說。

釀造食品中含有煮不死的黃麴毒素，吃了一毫克就會死，是真的嗎？

專家說

　　針對這個問題，首先要了解黃麴毒素的毒性，以黃麴毒素中毒性最強的B1而言，動物的口服半數致死劑量約0.5～10mg/Kg bw。若以5mg/Kg bw的劑量來估算60公斤的人，一個成年人的半數致死劑量為300mg/人，不至於吃了1mg就會死。但黃麴毒素的危害並不是在吃了幾毫克會死，而是它被確定為致癌物，如果常常接觸，會增加致癌的機會。其次是釀造食品中有沒有黃麴毒素？這在書中已有說明，並不是釀造的食品就有黃麴毒素。

（Chapter 2・P.32）

食物微波後會產生毒素，而且還會殘留放射性物質，對人體健康有害，這是真的嗎？

專家說

　　微波能量相較於其他輻射是較低的，是一種不能引起物質游離的非游離輻射。微波加熱的原理，是將微波的能量藉由分子振動的方式，轉移到物質裡，讓物質加熱。這段過程中並沒有產生放射性物

質，也不會讓加熱的物質產生放射性物質，所以不會有放射性物質殘留的問題。至於食物經微波後會產生毒素，可能是加熱不完全或不均勻，因而使食物殺菌不完全，或是加熱時容器中的化學物溶出。因此是加熱的問題，跟微波也沒有什麼關係。

雞脖子、雞翅膀、雞屁股都有打生長激素不能吃，是真的嗎？

專家說

養雞打針主要目的是打疫苗，而不是施打生長激素。疫苗藥物施打的目的，是要讓藥能夠進入身體預防生病，並不會因為針劑打在脖子或是屁股，藥物就積在脖子或是屁股。每個人幾乎都有打過針，打進去的藥都是分散到身體的，不是積在施打的位置。

至於誤會肉雞有施打生長激素，可能是因為肉雞都長得很快，讓民眾以為一定有用了什麼祕方（生長激素）。其實這完全是誤解。現在的育種技術非常進步，肉雞的品種都選育生長快速的品種，再加上餵以高營養成分的飼料，吃得好、住得好、睡得好，就會長得又快又健康。

（Chapter 5・P.63）

不沾鍋上面的塗佈有毒，會致癌，請問真的嗎？

專家說

不沾鍋塗料有一層聚四氟乙烯（PTFE）即俗稱「鐵氟龍（Teflon）」，具有耐高低溫（$-190°C \sim 260°C$）、耐蝕性（抗酸抗鹼）等性能。鐵氟龍的特點是烹調時即使用油量較少，食物也不易沾黏，而烹調後的鍋具也較易清洗。但在此塗料中含有全氟辛酸（PFOA），當加熱至 $327°C$ 時，溶出機率會增加。雖然全氟辛酸被國際癌症研究機構（IARC）列為第 2A 類可能致癌物質，對試驗動物具致癌性，但尚未證實對人體有致癌性。所以，目前的不沾鍋商品只要符合標準，就表示其被檢驗出危害物質的含量極低。

雖然如此，民眾在使用不沾鍋時仍要注意幾點原則：

1. 購買時，注意產品標示內容，依標示材質的特性正確使用。如果鍋具表面有刮傷、受損或裂痕等，即更換新品。

2. 使用時，避免鍋鏟過度用力刮傷鍋具表面，而料理帶硬殼海鮮或帶堅硬骨頭的食材時，盡量也不要在鍋中翻動，以免造成鍋具的刮傷。

3. 不可直火空燒鍋具，可能造成塗層受損。

4. 避免過度用力以堅硬的刷具刷洗，以免刮傷鍋具表面塗層。

基本上，不沾鍋的使用原則就是避免造成鍋具表面塗層的刮傷、磨損，如果發現有問題就要立即更換。（Chapter 9）

味精是致癌食物前三名，是真的嗎？

 專家說

臺灣的外食人口很多，經常有人用完餐後，覺得口乾舌燥，就認為是店家加了太多味精。所以很多人點餐時，都會要老闆少加味精，甚至很多麵攤小吃店會強調「本店不加味精」。

味精的主要成分是麩胺酸鈉（Monosodium glutamate, MSG），由於具有鮮味，常被用來添加到食物中以加強鮮甜味，是一個合法的添加劑。而許多的食材本身就含有這個成分，像肉類、蕈菇類或是蔬菜的玉米和番茄都有，所以不添加味精，使用這些食材去熬湯，也可以得到同樣的鮮甜味。

經由動物實驗結果，並沒有發現味精會引起慢性的毒性或是致畸胎等效應。至於急性中毒，那可能要一下子吃下很大量的味精才可能會發生，所以味精並沒有什麼致癌食物前三名的說法。而衛生福利部食品藥物管理署官網上的「食藥闢謠專區」亦

有對味精做了說明。

- 衛生福利部食品藥物管理署「食藥闢謠專區」：
  https://www.fda.gov.tw/tc/news.aspx?cid=5049

 市售鮮奶中含有抗生素、動物用藥等有害物質，請問是真的嗎？

 專家說

　　與農產品上的農藥殘留同樣的道理，在動物產品上，因為動物也需要藥物來照護牠的健康，因此食藥署訂定了合法使用狀態下的動物用藥殘留標準。所以對生產鮮奶的乳牛，如果使用合法的抗生素等動物用藥來治療乳牛的發炎或是感染，並遵守安全停藥期的規定，事後生產的牛乳樣品經過送驗，殘留量就要符合〈動物用藥殘留標準〉。

　　另外，鮮奶是屬於生鮮食用的產品，不像一般農產品都要經過烹煮的過程，因此乳品有另訂〈乳品類衛生標準〉，對各種乳品訂定各種微生物、生菌數等等標準，以保障消費者食用乳品的安全。

健康的黑糖竟然常吃會致癌，這是真的嗎？

專家說

　　這個傳言的來源是 2015 年一篇有關黑糖抽檢的報導。主要內容是說黑糖抽檢驗出含有致癌物質丙烯醯胺（Acrylamide），而一般含有碳水化合物的食物，經過烹煮過程，就可能產生丙烯醯胺。像麵包、咖啡、爆米花等都有丙烯醯胺。

　　根據國家環境毒物研究中心於2013年監測食品中的丙烯醯胺含量，洋芋片（1146±307μg/Kg）、黑糖（847±454μg/Kg ）、杏仁果（606±451μg/Kg）、薯餅（554±138μg/Kg）與油條（307±82μg/Kg）等幾種食品中的丙烯醯胺含量是較高的。該中心的丙烯醯胺毒性資料*中，以飲水中含丙烯醯胺對大鼠周圍神軸突病變發生率的NOAEL值為雄性0.6 mg/Kg/day及雌性1.88 mg/Kg/day來估算，ADI大約在6～20 μg/Kg/day，每人的每日可攝入劑量大約在360～1200μg。所以一般成年人每天要吃上述食物1公斤，才會接近ADI值。

　　因此，針對以上有較高丙烯醯胺暴露風險的食品，國家環境毒物中心提醒國人勿過量攝取。但如果真的有人每天都吃到 1 公斤的洋芋片或是黑糖，要擔心的可能不只是丙烯醯胺有沒有過量的問題了。（Chapter 9‧P.125）* https://goo.gl/m9zvZH

聽說

使用鋁鍋會得老人痴呆症，是真的嗎？

專家說

　　問題應該是使用鋁鍋烹調，會不會溶出鋁？然後吃了含鋁的食物，會不會得老人痴呆症？其實這些問題也是很多家庭主婦在選擇烹飪鍋具時常會有的疑慮。

　　鋁這個元素，在自然界存在非常廣泛，很多植物也會吸收鋁，像茶樹，所以也有很多人對喝茶會不會鋁中毒或是得老人痴呆有疑慮。而鋁製的用品在日常生活中也非常普遍，不僅止於鍋具，像食品包裝常用的鋁箔紙，或是裝汽水的鋁罐都是；加上有的食品添加物（第 6 類 - 膨脹劑），甚至在醫療上的應用，都讓我們有很多攝入鋁的機會。

　　根據目前的研究資料，有許多國際組織，像是聯合國糧農組織／世界衛生組織食品添加物聯合專家委員會（Joint FAO/WHO Expert Committee on Food Additives, JECFA）於 2006 年發表報告認為，並沒有重要的流行病學研究資料可推測鋁與老人痴呆症有關。歐洲食品安全局（European Food Safety Authority, EFSA）則在 2008 年發表報告指出，基於現有的科學數據，不認為從食物攝入鋁會有導致老人痴呆症的風險。但能減少暴露與接觸，就可以降低風險，所以如果消費者不放心用鋁製鍋具烹調食

物，不妨改用不鏽鋼器具，目前市面上有很多可以選擇。

　　至於不鏽鋼鍋具的選擇，在 2013 年曾經發生不鏽鋼便當盒的錳含量問題，但那是因為使用材質的關係，若要做食品容器，不鏽鋼材質應選擇具良好抗腐蝕性的 304 不鏽鋼。符合國家標準（CNS）的 304 不鏽鋼餐具，成分中含有 18 ％ 的鉻和 8 ％ 的鎳，含錳量在 2 ％ 以下；而 200 系列的鎳含量約 300 系列的一半左右，但含有較高比例的錳（約 5.5~10%）。（Chapter 8・P.111）

青菜含硝酸鹽，料理後會轉變為亞硝酸鹽而導致中毒，是真的嗎？

專家說

　　蔬菜當然含硝酸鹽（NO_3^-）。氮是植物生長必要的元素，而植物就藉由吸收硝酸鹽來取得維持生長的必要元素——氮（N）。蔬菜沒有氮，就沒辦法生長了。所以我們幾乎每天都在吃含硝酸鹽的蔬菜，只是硝酸鹽的毒性很低，並不會因為吃了蔬菜就發生急性硝酸鹽中毒的情形。真正值得注意的是，攝入的硝酸鹽形成亞硝酸鹽（NO_2^-），再進一步與胺形成亞硝胺（Nitrosamine），就對人體的健康有威脅了。

表面上看來似乎讓人陷入了兩難的境界：蔬菜水果對人的健康非常有幫助，但卻會吃入硝酸鹽和亞硝酸鹽。別擔心，事實上在正常狀況下生長的蔬菜，所含的硝酸鹽和亞硝酸鹽並不會危害人體健康，所以日常生活吃蔬菜不會有什麼危險。

　　此外，還是可以盡量降低經由蔬菜攝入硝酸鹽及亞硝酸鹽，主要有兩種方式：一個是生產端的農民，應該要落實適量施肥，提供適當的氮肥供植物生長所需，過量施肥是一種揠苗助長的行為，作物生長也許會加快，但其實這樣的作物是不健康的；其次是消費端，消費者要均衡的飲食，攝取不同植物部位的蔬菜，不要只偏好葉菜類，包括根莖、芽菜、蕈菇類等等也都要平衡攝食，一來避免從葉菜類大量攝入硝酸鹽，另一方面可由其他蔬菜攝食到幫助硝酸鹽代謝的各類維生素。

　　最後，硝酸鹽是存在蔬菜裡面的，洗菜是洗不掉的，不用一直搓個不停，結果把菜葉都洗爛了，也洗不掉硝酸鹽。

（Chapter 9・P.130 有隔夜菜介紹）

維生素 C 和蝦一起食用，會在體內產生砒霜，
還有人中毒而死，是真的嗎？

 專家說

　　這個謠言大概從電子郵件被普遍使用後，就開始大量被轉發而流傳至今，而且說得有憑有據的，一下子有女生吃了大量蝦子和維生素 C 後中毒死亡，一下子說是美國芝加哥大學的研究指出蝦子的五價砷遇上維生素 C 轉變為有毒的三價砷、砒霜……這些都是錯誤的資訊。

　　正常海洋生物體內所含的砷，是有機砷的形式，尤其是甲殼類或是貝類都含有機砷，毒性低，除非是受到重金屬汙染。即使受到汙染含有的砷，也都以五價砷的形式存在，需要被還原到具有高毒性的無機三價形態——三氧化二砷（As_2O_3），才會是急毒性很強的砒霜。所以蝦子裡的有機砷配上維生素 C，並不會在食用者體內產生化學反應而形成砒霜。

　　而要吃到足夠引起中毒的劑量，至少要上百公斤的蝦子，加上大量的維生素 C，還要進到體內後能完全反應，才會有足夠引起中毒的劑量。因此，從劑量決定毒性的學理上來看，蝦與維生素 C 的組合是不會引起中毒的。

聽 說

「竹炭產品」可以吸附身體的毒素，是排毒神器，這是真的嗎？

專家說

　　首先要看是什麼竹炭產品？要怎麼吸附身體的毒素？用吃的？竹炭根本無法被消化、吸收，也進不了血液中，更到不了全身組織，所以吃進去經過消化道就排出來，是要去哪裡吸附身體的毒素？

　　用泡的？身體的毒素是指分布在身體表面嗎？那麼買塊肥皂來洗，效果也是一樣。

　　所以，到底是要怎麼利用來做為排毒神器，完全沒有根據。

　　目前竹炭被應用在許多日常用品中，包括做成纖維製成衣物，或是利用多孔及活性碳吸附的能力，吸收水中的雜質（或異物）以及空氣中揮發性的異味化學物質，因此具有淨化水質或是除臭的效果。

吃枸杞、紅棗前一定要先洗，才不會中毒，請問是真的嗎？

聽 說

專家說

清洗枸杞是可以洗掉部分表面的髒汙，或是少部分附著在枸杞表面的農藥，也可洗掉水溶性很高的二氧化硫。但如果是殘留在枸杞內的農藥，就沒辦法藉由清洗的方式去除。

不過，如果是用枸杞沖茶或是熬煮，自枸杞中溶出的農藥量極微量，有枸杞業者曾經將枸杞熬的湯水送去做農藥殘留檢驗，並未驗出有農藥殘留。但如果是以整顆像糖果或蜜餞的方式吃枸杞的話，就要考慮取食量，而一般枸杞的取食量並不多，即使有農藥殘留，評估農藥的攝入量也是少量，應該不至於有問題。

所以，食用枸杞前要不要清洗呢？建議是可以用溫開水過一下，但並不需要像平常洗米或是洗菜一樣，用搓洗或是刷洗的方式處理。

結語 | **毒害？毒駭？**

　　就在此書撰寫的同時，讓民眾擔心是不是有毒的東西流通到市面的事件，仍然持續在發生，像被驗出含有乃卡巴精（Nicarbazin）雞蛋的事件。經由這事件，剛好可以用來檢驗您在看完本書後，是不是能《正視威脅，別讓毒駭到你》。

　　首先當然會看到許多【毒蛋竄全臺】、【乃卡巴精在人體累積】、【乃卡巴精吃多傷腎】、【乃卡巴精更傷胎】的報導，而看了這些報導以後，是不是就覺得驚駭不已，開始翻家裡的雞蛋看有沒有中獎買到「毒蛋」，或是想自己已經吃掉幾顆「毒蛋」會不會生病？如果是這樣，那麼不管有沒有買到蛋，就已經被「毒」駭到了。

　　我們希望的是讓讀者能夠正視威脅。所謂正視威脅，當然要先從認識對我們可能造成威脅的主角開始著手，於是先認識「乃卡巴精」，它是一種合法動物用藥，但它的合法是用在肉雞，且在合法使用下的殘留容許量為 0.2 ppm，所以雞肉裡本就有可能會有它的殘留。但是乃卡巴精不可以用在蛋雞，在蛋裡面出現殘留就是不對的，所以這些含有乃卡巴精的蛋是不合格的。

　　接著由檢驗結果，知道這些不合格蛋的乃卡巴精約 0.05 ppm。這時候您就可以比較一下了，雞肉含有 0.2 ppm 是合格，但蛋含有 0.05 ppm 是不合格。所以如果 0.05 ppm 的蛋

是「毒蛋」，那麼 0.2 ppm 的雞肉要稱為什麼？看到這裡，是不是會加深恐懼與驚嚇，然後開始不只翻找雞蛋，連冰箱裡的雞肉也要翻出來丟掉了。

其實，這只是剛開始認識主角而已，接著要正視它。不管是殘留 0.2 ppm 的合格雞肉或是殘留 0.05 ppm 的不合格雞蛋，我們都吃到了，是不是會對身體造成危害？第一步，我們可以從書中提過的每日容許攝入量 ADI 值，先簡單的計算一下吃進去多少這些蛋，會造成危險。

而「乃卡巴精」這個添加物，經過聯合國糧農組織／世界衛生組織聯合食品添加物專家委員會（The Joint FAO/WHO Experts Committee on Food Additives, JECFA）基於大鼠發育毒性的無效應劑量（NOAEL）為 200 mg/Kg bw/day，除以安全係數 500，訂出 ADI 為 400 μg/Kg bw。以 60 公斤體重的成人換算，每人每日可攝入量即為 24 mg。

以不合格雞蛋驗出的最高量 0.05 ppm，每公斤的不合格雞蛋中含有 50 μg。所以，如果每天吃 480 公斤不合格雞蛋，就會接近每日可攝入量 24 mg；以合格的雞肉可能殘留量 0.2 ppm 來算，就是每日吃 120 公斤雞肉的話，會接近每日可攝入量。

接著我們就開始來評估看看是否受到威脅了──首先，我們不可能一天之內吃下 120 公斤雞肉或 480 公斤雞蛋，吃那麼多，可能已經把自己撐死了；其次，由市場上抽樣檢驗的結果也發現，並不是所有的雞肉跟雞蛋都有那麼多、那麼高劑量的乃卡巴精殘留。

所以，經過我們檢視了「乃卡巴精蛋」的威脅，是不是

比較不會駁到您了？萬一真的吃到這些不合格蛋，是不是會傷肝或傷腎，也會有比較科學的認識與了解。而且未來面對這樣的事件，是不是就會有比較不同的思維與認知了？

　　這本書的內容主要是想傳達：對於毒性物質，我們應該要盡量迴避，但並無法做到完全不接觸；對於毒性物質，有正確的認識，就不會無謂的恐慌；而在有了正確認識的同時，更要持續關注督促主管機關在相關法規制度上做適時的調整與修訂；經由主管機關的落實執法、並確實嚴懲不法，才能讓各行各業的生產者確實遵守且落實執行相關法規的規定，藉由這些層層的防護來降低我們與毒性物質的接觸機會，也同時降低對健康威脅的風險。

國家圖書館出版品預行編目資料

正視威脅，別讓毒駭到你：家庭必備！認識毒物的
真相，積極避毒、減毒，降低全家人健康風險 / 顏
瑞泓著. -- 初版. -- 臺北市：商周出版：家庭
傳媒城邦分公司發行, 2018. 11
面； 公分. --（商周養生館；61）

ISBN 978-986-477-565-1(平裝)

1.毒理學 2.毒素

418.8   107018913

商周養生館 61

正視威脅，別讓毒駭到你
——家庭必備！認識毒物的真相，積極避毒、減毒，降低全家人健康風險

作 者／	顏瑞泓
企 畫 選 書／	林淑華
責 任 編 輯／	林淑華
編 輯 協 力／	程徹

版 權／	翁靜如、林心紅
行 銷 業 務／	張嫚茜、黃崇華
總 編 輯／	黃靖卉
總 經 理／	彭之琬
發 行 人／	何飛鵬
法 律 顧 問／	元禾法律事務所王子文律師
出 版／	商周出版
	台北市 104 民生東路二段 141 號 9 樓
	電話：(02) 25007008 傳真：(02)25007759
	E-mail：bwp.service@cite.com.tw
發 行／	英屬蓋曼群島商家庭傳媒股份有限公司城邦分公司
	台北市中山區民生東路二段 141 號 2 樓
	書虫客服服務專線：02-25007718；25007719
	24 小時傳真專線：02-25001990；25001991
	服務時間：週一至週五上午 09:30-12:00；下午 13:30-17:00
	劃撥帳號：19863813；戶名：書虫股份有限公司
	讀者服務信箱：service@readingclub.com.tw
	城邦讀書花園 www.cite.com.tw
香港發行所／	城邦（香港）出版集團
	香港灣仔駱克道 193 號 _ E-mail：hkcite@biznetvigator.com
	電話：(852) 25086231 傳真：(852) 25789337
馬新發行所／	城邦（馬新）出版集團【Cite (M) Sdn Bhd】
	41, Jalan Radin Anum, Bandar Baru Sri Petaling, 57000 Kuala Lumpur, Malaysia.
	電話：(603) 90578822 傳真：(603) 90576622

封 面 設 計／	行者創意
內 頁 排 版／	林曉涵
印 刷／	中原造像股份有限公司
經 銷 商／	聯合發行股份有限公司 新北市231新店區寶橋路235巷6弄6號2樓
	電話：(02) 29178022 傳真：(02) 29110053

■ 2018 年 11 月 13 日初版   Printed in Taiwan

定價 320 元

城邦讀書花園
www.cite.com.tw